心电图从入门到精通系列

心电图入门教程

ECG PRIMER

程月仙 著

北京大学医学出版社

XINDIANTU RUMEN JIAOCHENG

图书在版编目（CIP）数据

心电图入门教程/程月仙著．—北京：北京大学医学出版社，2013.8（2021.1 月重印）

ISBN 978-7-5659-0598-8

Ⅰ．①心… Ⅱ．①程… Ⅲ．①心电图—教材
Ⅳ．①R540.4

中国版本图书馆 CIP 数据核字（2013）第 139827 号

心电图入门教程

著：程月仙
出版发行：北京大学医学出版社
地　　址：（100083）北京市海淀区学院路 38 号　北京大学医学部院内
电　　话：发行部 010-82802230；图书邮购 010-82802495
网　　址：http：//www.pumpress.com.cn
E - mail：booksale@bjmu.edu.cn
印　　刷：北京溢漾印刷有限公司
经　　销：新华书店
责任编辑：高　瑾　　**责任校对**：金彤文　　**责任印制**：罗德刚
开　　本：710 mm×1000 mm　1/16　　**印张**：11　　**字数**：183 千字
版　　次：2013 年 10 月第 1 版　2021 年 1 月第 5 次印刷
书　　号：ISBN 978-7-5659-0598-8
定　　价：33.00 元

序

近期，相继为多本心电图专著撰写序言，忙碌不停。其中多数内容为心电图专业者设计，主要阐述作者的经验与学术观点，只是内容侧重各异。还有几本译著，引进了国外心电学领域的新著。眼下摆在案头需要撰序的专著是程月仙老师的《心电图入门教程》，纵观全书仅 165 页，与不少大部头的心电图书籍相比，属于一本轻量级的专著。

当你翻开全书仔细阅读时，从前言读起，一直到最后一页，你会惊奇地发现这是心电图领域应用价值与学术价值都很高的一本专著，其特色鲜明，独树一帜。从简明扼要的前言你会深深感到“普及心电图”“为心电图入门困难者另辟一条学习捷径”是作者多年强烈的夙愿，并将其视为自己的使命。作者对心电图的普及教育有如此强烈的责任感，并为实现自己的目标，数年来不断探索揣测、深思、广泛征求意见。而采用的文体，全书一改心电图专用的“八股”模式，阐述格式完全是给初学者辅导授课、讲述故事，而且随讲随讨论。

心电图书籍中，常有不少语句由成串抽象、枯燥的专业名词组成，其内容苦涩、费解甚至让人看不懂。而本书却反其道而行之，作者有机地把讲述的内容分成了复习与导入、讲解经典、主要提示、解答疑难、形象比喻、基础链接、拓展提高等七部分。而讲述又采用由浅入深、由表及里的科普式讲授，把本来令读者紧张的学术课，变成语言通俗、形象的畅聊家常。一个接一个的形象比喻将难懂、枯燥的理论与专业名词一扫而光，在不知不觉中，读者已悄然入门，无意间已记住了不少相关的心电原理及理论。除此，在书末还列有总结与概括性极强的心电图诊断思路。

我坚信，程月仙老师的这本别出心裁的心电图教程一定会掀起巨大的社会反响，一定能掀起心电学学习与普及的一个新大潮，一定能为我国心电图的普及与推广起到推波助澜的作用。

两度荣获诺贝尔奖的居里夫人曾说过：科学家的任务就是要点燃科学进程道路

上两边的路灯。因此，我认为，程月仙老师的这本《心电图入门教程》就像点燃了闪烁巨光的火把，并又高高擎起，其照亮了心电图专业的学习路程，将心电图入门学习的坎坷之路变为坦途。

祝贺程月仙老师独具匠心的这本专著成功面世，并预祝每位读者从书中获益，并取得更大的学业进步。

郭继鸿

2013 年 9 月 20 日

前　言

在临床心电图、心电监护日益普及的今天，心电图知识的应用，已成为广大医护工作者的必备能力，是反映医护水平的一项重要指标。

每位学过心电图的医学生，无论是在初次学习，还是在进一步提升、临床应用的过程中，无不为心电图的深奥复杂、枯燥难学感到困惑。作为一名一线的临床教师，作者深刻地理解心电图教与学的困难，尤其渴望帮助学生找到一把开启心电图知识之门的金钥匙。为此参阅了大量的相关资料，特别是国外知名的心电图教学资料，深受启发，对传统的教学模式与教学思路进行了大幅度的改革，并在实践中不断摸索与修正，总结了一套易教易学、独具特色的教学方法，收到了非常满意的效果。由此编写出《心电图入门教程》，期望与大家分享。

医学生在心电图学习中的主要困难有以下几点：①听不懂：心电图基础理论深奥复杂，名词概念多，理解难度大。②记不住：心电图需要记忆的正常数据、心电图特征等知识量大，难记易混。③看不了：即使心电图理论都记住了，读图时仍不会应用，无从下手。

针对以上困难，作者在教学中采取了如下对策：①精简：简化基础理论，重点讲解与读图密切相关的知识点，大量删减与读图联系少的复杂理论与名词。让心电图理论简单明了，使理论与图形融为一体。②推理：运用类似数学推理的方法，由理论机制推出大部分心电图表现，如各导联各波形方向、各异常心电图特征等。③比喻：通过各种比喻，使心律失常知识点变得简单而有趣，轻松易学。④练习：与本书配套的《心电图实践教程》详细指导读图步骤及分析方法。通过由浅入深、由易到难的大量实践，使心电图诊断不再困难。

本教程特点：由易到难、深入浅出、理论系统、链接广泛、生动有趣。以下是各版块特色：

“复习与导入”回顾前文所讲知识，与本章节所授内容巧妙衔接。

“经典讲解”简明扼要，图文结合，简要说明机制，易于初学者掌握。

“**要点提示**”画龙点睛，突出重点，强调要点，便于理清知识点。

“**疑难解答**”深入浅出解答常见问题，点出易混、易错点。

“**形象比喻**”变枯燥理论为有趣的生活、社会现象，易懂易记，生动形象。

“**基础链接**”浓缩心电生理基础理论，将基础知识与心电图知识融会贯通。

“**拓展提高**”开阔视野，加大深度，结合临床，进一步拔高。

本教程适用范围：①医学院校临床医学专业、护理专业学生教材、教辅。②临床见习医生、实习医师、低年资住院医师、护士学习的辅导用书。③基层医护人员心电图培训教材。

虽然经过了精心的编写，但毕竟作者只是一线临床教学工作者，而非心电图专家，水平有限，有疏漏错误之处，恳请各位专家、同行批评指导。

在本书的编写、出版过程中，得到学院领导及同行、北京大学医学出版社编辑及领导的鼎力支持与帮助，在此深表感谢。同时感谢我的学生们，是他们渴求的目光、真诚的语言、刻苦的精神，给了我打破心电图难学这一魔咒的动力与压力，一次次的座谈、一条条的建议、一份份的作业、一张张的考卷……正是他们的反馈、批评与建议，才有了本教程的完善，正是他们的鼓励与褒奖，我才有勇气将本书推出问世，他们是本书的第一批读者，同时也为本书的出版作出了宝贵的贡献。

程月仙

二〇一三年八月

目　录

第一章　概　　述

经典讲解

一、心电图概念

利用心电图机在体表记录到的心脏电活动随时间变化的曲线图形称为心电图。

1. 对概念的形象比喻

心脏好比电源，人体组织为导体，体表电极位置为记录点，心电图机为电流计。

2. 心脏电活动

（1）心脏能自动产生生物电，而且电活动有规律。

（2）有电活动而且电活动正常，心脏才可形成有效的机械收缩射血。

（3）心脏停搏时电活动消失，安装起搏器给予外来电刺激可起搏心脏，引起机械收缩。

（4）心脏不能正常、有效收缩时电活动紊乱，电除颤、电复律通过给予心脏一定强度电流可使心脏电活动恢复正常。

3. 体表记录

（1）电衰减：心脏产生的电传导至体表，电流会有不同程度衰减，电极距离心脏的远近、中间组织的导电性等都是影响衰减程度的因素，从而影响到记录图形的大小（如胸导联距离心室近，故反映心室电活动的波形大；此外肥胖或消瘦、气胸、心包积液等均可影响心电图记录结果）。

（2）电混杂：体表记录的电不完全等同于心电，只是心脏的电最强，如肌肉收缩也会产生肌电，其在人体安静放松时不被记录，但收缩时即可被记录，要注意对其加以辨析。

4. 心电图机

相当于一灵敏电流计，将其正、负极分别置于人体不同部位，即与人体组织连成一完整的电路，可记录心脏每一时刻电流的大小和方向。将电流变化的轨迹连起来，就成为心电图。

二、心电图临床价值

1. 对心律失常诊断意义最大。
2. 对心肌梗死有重要诊断意义。
3. 辅助诊断房室肥大。
4. 辅助诊断电解质紊乱、药物作用。
5. 对其他心脏疾患等也有辅助诊断价值。

特别强调
辅助诊断　结合临床
一病多图　一图多病

如临床诊断心肌梗死应结合心电图、胸痛表现、心肌坏死标志物等方可诊断。

心肌梗死心电图可有多种表现：如单纯 T 波倒置、ST 段抬高、病理性 Q 波或三者均有。

而单纯 T 波倒置可能反映低血钾、心肌梗死、自主神经功能紊乱等，也可见于正常人，诊断必须结合临床。

要点提示

1. 心电图是在体表记录心脏电活动，可能受到肌电等组织干扰和影响。

2. 心电图不能记录心脏传导系统电活动：体表心电图并不能记录到所有的心电活动，只能记录到心房肌、心室肌的心电活动，对心脏传导系统的电活动记录不到，只能靠心房肌、心室肌的电活动情况去推测。

3. 电-机械关系：心脏先有电，后机械收缩。心电图只能记录心脏电活动，并不能直接测定心脏机械活动，只能通过心电间接推测机械收缩，心电不完全等同于心脏收缩。

4. 心电图对心律失常诊断意义最大，也是心肌梗死重要的辅助检查方法。

疑难解答

1. 是否体表记录的图形都是心脏电活动产生的呢?

答：否。还包括肌电活动等，在震颤、寒战、运动等情况下均可产生肌电活动，记录到图形。

2. 如何排除干扰?

答：安静、放松、保持不动，在手震颤严重时可将电极放置于肢体近端。

3. 如何保证皮肤导电性?

答：影响导电性的因素有：多毛、污垢、干燥、油腻、病变、电极与皮肤接触不良等。解决的方法：清洁皮肤、使用导电糊、剃毛、避开病变（如银癣病）部位、检查电极放置是否正确等。

4. 将电极正负极位置互换对心电图会有影响吗?

答：会，就相当于电流表的正负极接反，电流表指针会反转，心电图图形会上下倒置。

拓展提高

心脏电生理检查主要包括食管调搏及经静脉穿刺心内放置电极进行电刺激检查。电生理检查的内容是在自身心律或起搏心律时，记录心内电活动，分析其表现和特征加以推理，作出综合判断，为临床医生提供心律失常诊断、发病机制、治疗方法选择和预后的重要甚至决定性依据。电生理检查不仅是一种诊断方法，也是一种治疗手段，但它属于有创性检查技术，需要较多的人力和时间，且检查本身存在一定危险。因此，在检查前宜全面考虑，权衡利弊，严格掌握适应证。

第二章　心电图基本知识

第一节　心脏的解剖和生理

经典讲解

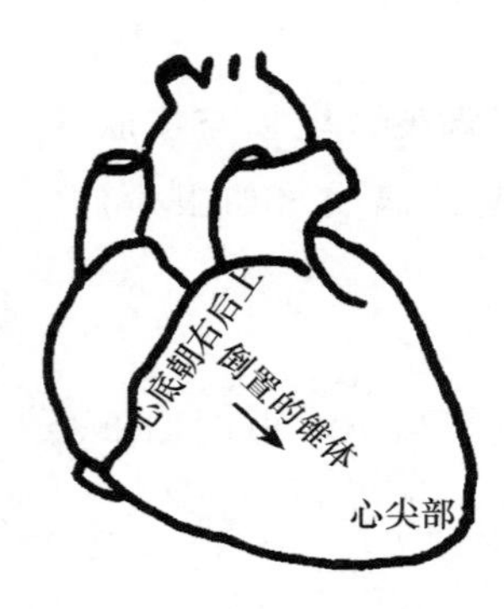

图 2-1　心脏的形态图

1. 形态　倒置的锥体，底向右上，尖向左下（图 2-1）。通常为斜位，少数呈横位（矮胖型）或垂位（瘦长型）。

强调：心房偏右、后、上，心室偏左、前、下（非上心房下心室）。心脏形态、位置不同时心电图有差异。

2. 毗邻（图 2-2）

（1）下——膈肌（与呼吸相关）：深呼吸影响心脏位置（深吸气，膈肌下移，心脏变垂；深呼气，膈肌上移，心脏变横），从而影响心电图。

（2）两侧——胸膜与肺（与胸膜、肺疾病相关）：肺气肿、肺栓塞等影响心脏位置，继而影响心电图。

（3）后——食管，由此发明出食管心电图（将电极置于食管前壁，邻近左房，记录到的心房波形清晰），以及食管调搏。

（4）周围——心包：心包炎、心包积液、缩窄性心包炎可引起心电图改变。

3. 结构（图 2-3）

心房与心室：心房肌与心室肌纤维不相连，由纤维环分隔，故收缩不同步。

心壁厚度：左室（3 倍于右室）＞右室＞心房。

4. 收缩　左、右房同步，左、右室同步，房室协调但不同步（有延搁）。

5. 自律性　能自动节律性发放电冲动的能力或特性。特殊心肌细胞（窦房结、房室结、希氏束及其分支、浦肯野纤维）具有自律性。位置越高者，自律性越强（窦房结：60～100 次/分，房室交界区：40～60 次/分，心室：20～40 次/分）。心脏活动受自律性最高的组织指挥。普通心肌细胞在病理情况下，也可具有自律性。

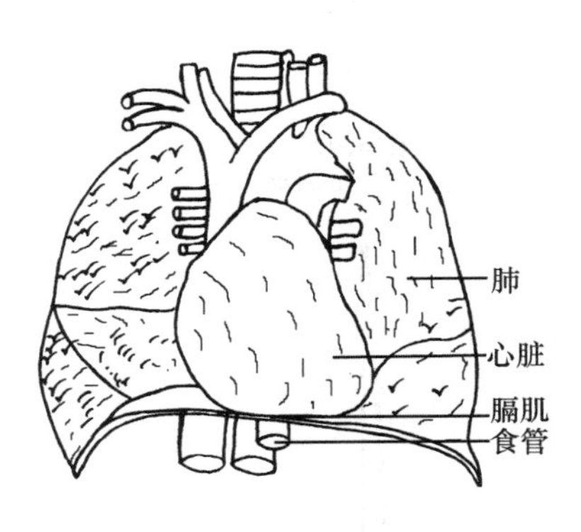

图 2-2　心脏的毗邻关系图

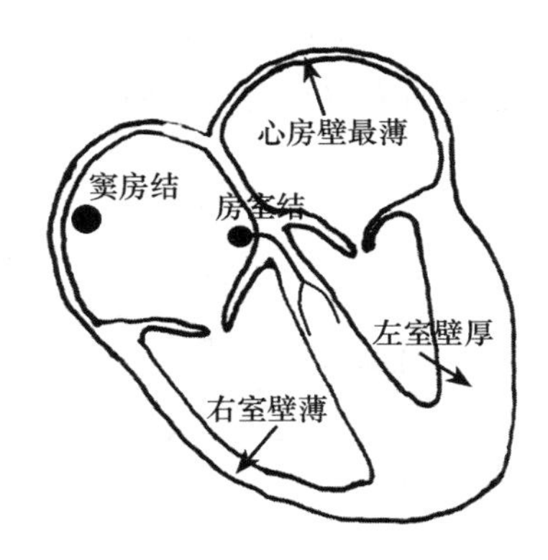

图 2-3　心脏的结构

要点提示

1. 体型高矮胖瘦、心脏毗邻（肺、胸膜、心包疾病，深呼吸膈肌位置变化）等，均可影响心电图。判断心电图异常的临床意义时应全面分析。

2. 心肌厚度异常，可影响心电图结果。

3. 心房或心室内不同步，或房室间不协调，可使心电图改变。

4. 特殊心肌细胞自律性异常改变，或普通心肌细胞具有自律性，可使心电图改变。

第二节　心脏电活动规律

经典讲解

一、正常起搏与传导（图 2-4、图 2-5）

窦房结-心房肌-房室结-希氏束-左右束支及其分支-浦肯野纤维-心室肌。

简化为：窦房结（起搏）-心房肌-房室交界区（延搁）-心室肌。

正常：窦房结，位于右房右上部，规律性发放电冲动传导至整个心脏。

心电传导顺序（即电流方向）：心房→心室，即右上→左下。

将心电图机顺电流方向连接（正极置于左下部，负极置于右上部）即记录到心房、心室均为波形向上的图形。

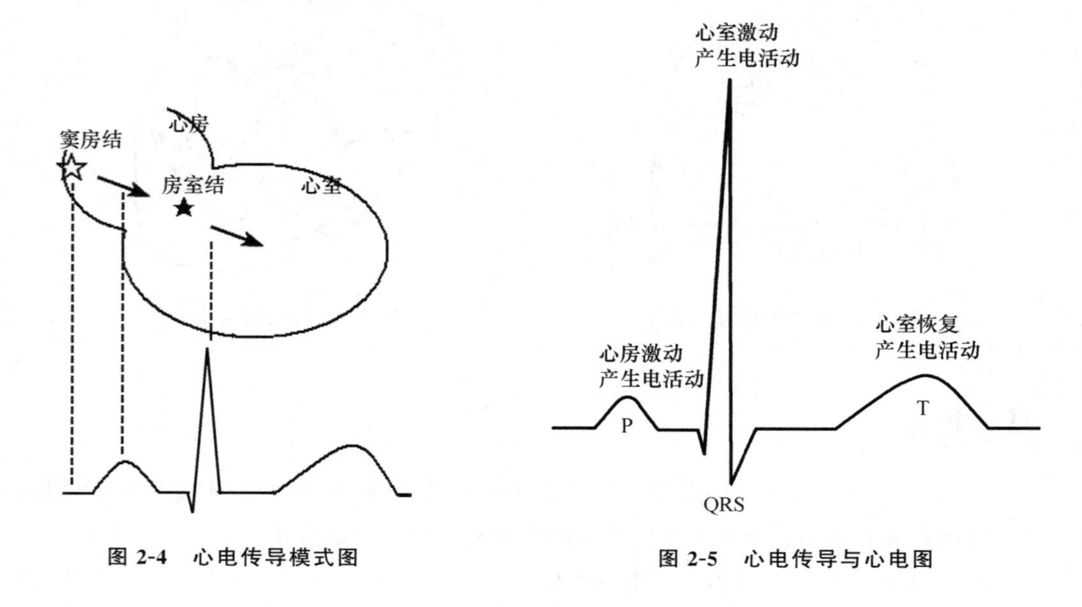

图 2-4　心电传导模式图　　图 2-5　心电传导与心电图

二、起搏与心电图

1. 窦性心律　由窦房结发放电活动主导的心脏节律。正常应为窦性心律（图2-6A）。

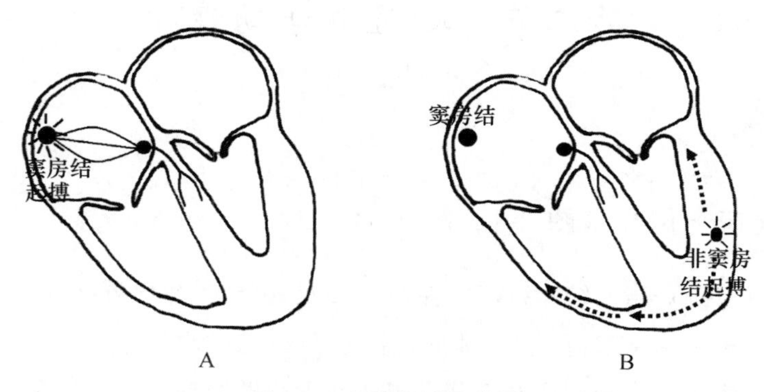

图 2-6　心脏起搏示意图

A：窦性心律；B：异位心律

2. 异位心律　由窦房结以外的位置发放电活动主导的心脏节律。起搏点位置越低，其正常的自律性越差，起搏频率越慢。但当异位起搏点自律性异常增高时，起搏频率可以很快（图 2-6B）。

3. 起搏心律　由起搏器主导的心律。

三、传导速度

1. 心房、心室内，正常经传导系统传导，速度快（<0.12s）；如经普通心肌传导，速度慢（>0.12s）。

2. 心房向心室传导，正常经房室交界区传导，速度缓慢（>0.12s）；房室间如有异常通路，速度可以很快（<0.12s）。

要点提示

1. 正常心电产生与传导　窦房结（起搏）-心房肌-交界区-心室肌，即从右上→左下。

2. 心律　正常为窦性心律：由窦房结主导的心脏节律。异常时为异位心律：非窦房结主导的心脏节律。

3. 传导速度　心房、心室内，经传导系统传导，速度快（<0.12s），房室交界区传导速度慢（0.12～0.20s）。

4. 特别提示　窦性心律与正常心脏不完全画等号，异位心律也可能无明显心电图异常。

疑难解答

为什么心电传导在心房、心室内要快，<0.12s，而在房室交界区慢，为 0.12～0.20s?

答：在心房、心室内，电传导速度快，即在极短时间内，心电传遍心房（室）肌，可保证在心肌机械收缩时，心房肌或心室肌基本同步，即心肌具有强有力的收缩，保证心脏泵的原动力。而在房室交界区缓慢传导是为了保证心房肌与心室肌收缩的协调性，即心房收缩完毕后，心室开始收缩，保证心室的充盈，从而保障身体的供血。如房室间传导速度过快，导致心房收缩尚未完毕，心室肌已开始收缩，心室充盈严重不足，射血量将严重下降。

形象比喻

心脏的等级制度

心脏是具有严格等级关系的一个整体，表现在以下方面：

1. 领导层与劳动者

心肌细胞按其功能分为两大类：

（1）特殊心肌细胞（即心脏传导系统）；包括窦房结、房室结、希氏束及其分支。

（2）普通心肌细胞（即工作细胞）：包括心房肌与心室肌。

如果将心脏比做一个公司，那么特殊心肌细胞是领导层，负责发放与传导指令，普通心肌细胞是劳动者，完成具体工作（心脏的收缩射血）。而心房肌与心室肌比较，心房肌好比管理层，心室肌则是基层劳动者。

2. 各级领导

如果将心脏传导系统比做某公司各级领导层。那么窦房结当属最高领导（上级），房室结就似各部门领导（下级），依次类推。通常最高领导（窦房结）能力最强，各部门领导（房室结等）主要接受与传达命令，但同时具备发放命令的能力。

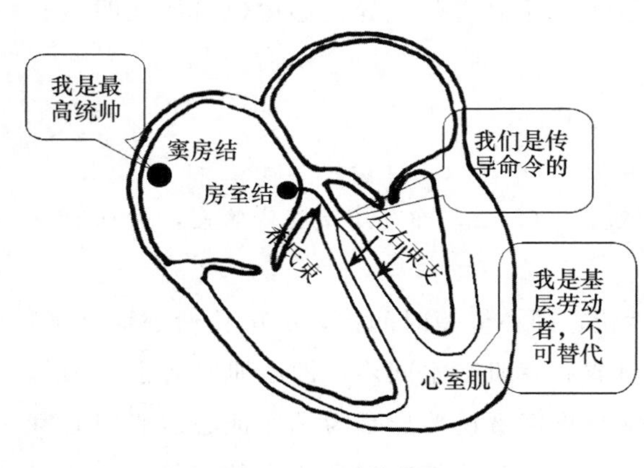

图 2-7　心脏的传导

在领导层中，如果上级出现问题（如窦房结发放命令太慢或不发放命令），下级具备一定的替代指挥能力，只是其能力较弱（如房室结可自动发放指令维持心搏，只是心率较慢）。而劳动者丧失劳动能力时（如心肌坏死），无论领导层（包含心脏传导系统）正常与否，心脏都不能正常工作（图 2-7）。

心脏与公司结构类比

心脏等级	公司结构等级	作用	影响大小
窦房结	最高领导	发放命令	窦性停搏时需安装起搏器或由指挥能力弱的下级代替，心率慢
心房肌	高层劳动者——管理者	收缩射血至心室	影响射入心室血量，但只要心室正常工作，无生命危险
房室结	各部门领导	传导命令	传导阻滞时心室无法接受到命令，可由下级代替窦房结指挥心脏，但下级指挥能力差，只能缓慢发放命令，勉强维持心搏
希氏束及其分支	各部门小组负责人	传导命令	
心室肌	基层劳动者	收缩射血至全身、肺	最重要，无可替代

因此，最高统帅为窦房结，最重要的组织细胞为心室肌。

拓展提高

心电图与心肌收缩的关系

心电图从心电活动的角度出发，心肌收缩从机械活动的角度出发，二者分别去判断心脏正常与否，而二者又是密切相关的。电活动快于机械活动，有电活动才可能有机械活动，但电活动不完全等同于机械活动。一方面可能有电而无收缩。如：电-机械分离时，心脏有电活动而无机械收缩，心搏停止。另一方面可能电活动有异常而机械活动基本正常，病人无异常临床表现（详见第四节）。但一般情况下，心电图正常时代表心肌收缩正常。

第三节 心电原理

导读：本部分内容理论性强，难度大，是最难于理解的部分，如果学习中理解困难，可只记住要点提示中的内容，其他略过，待以后再学，不会影响后续部分的学习。

经典讲解

一、心电发生原理（图 2-8）

基本原理是心肌细胞膜对正负离子选择性通透。

（一）名词概念

1. 静息状态（心肌细胞未兴奋） 细胞膜外正电，膜内负电，又称为极化状态。

2. 兴奋（激动）状态 细胞膜外负电，膜内正电，又称为除极化状态。

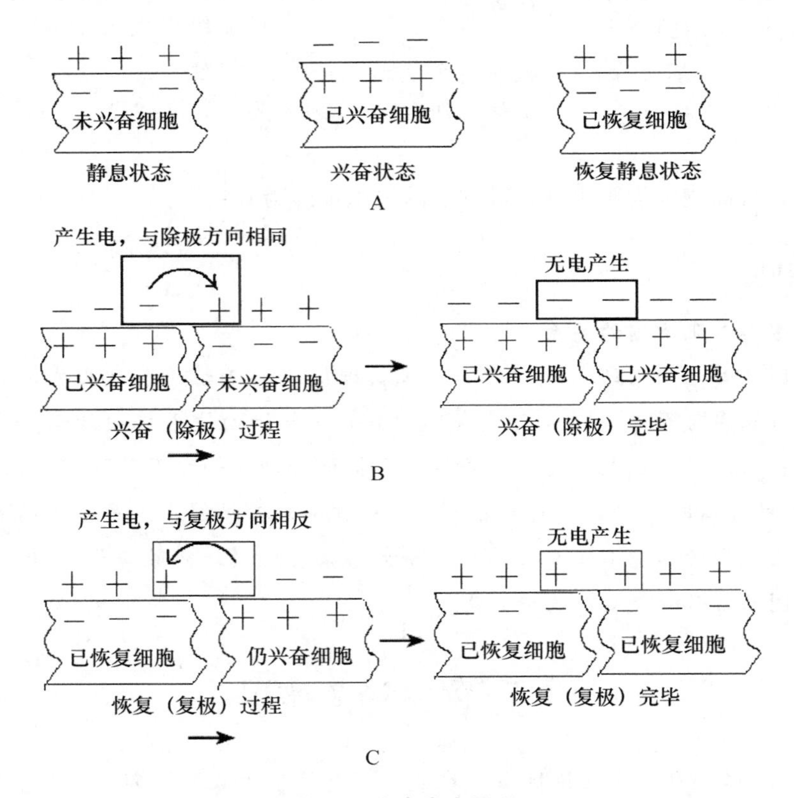

图 2-8 心电发生原理

A：心肌静息、兴奋状态下细胞膜内外电荷状态示意图；B：心肌除极过程示意图；C：心肌复极过程示意图

3. 动作电位　心肌细胞膜内外离子流动，导致膜内外电荷的正负发生变化，不同状态（受刺激的兴奋状态与未兴奋的静息状态）的心肌细胞间产生电流。

4. 除极复极（图 2-8B、C）

除极：即除去原来的极化状态。心肌细胞兴奋（激动）时，细胞膜由原来静息状态的内负外正，变为兴奋状态的内正外负。

复极：即恢复原来的极化状态。心肌细胞兴奋（激动）过后，恢复为原来未激动（静息、极化）状态时，细胞膜由兴奋状态的内正外负，返回静息状态的内负外正。

（二）图形（图 2-9）

连接心电图机，电极正极对着除极（电流）方向，记录到向上波形，背着除极（电流）方向，记录到向下波形。

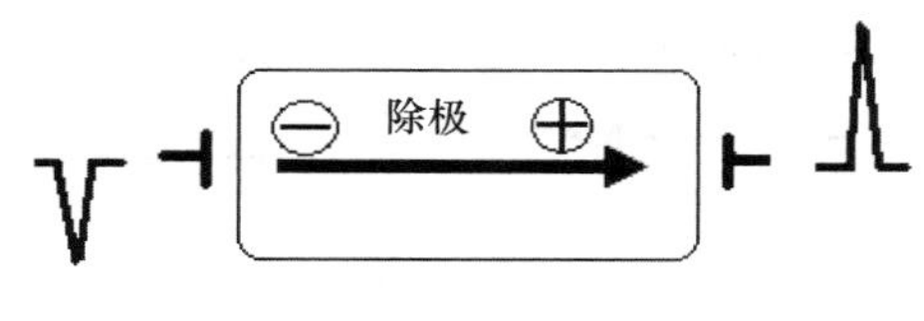

图 2-9　心电产生机制

二、心电向量

1. 概念　心肌细胞产生的电量，既有大小，又有方向，称为心电向量（图 2-10）。

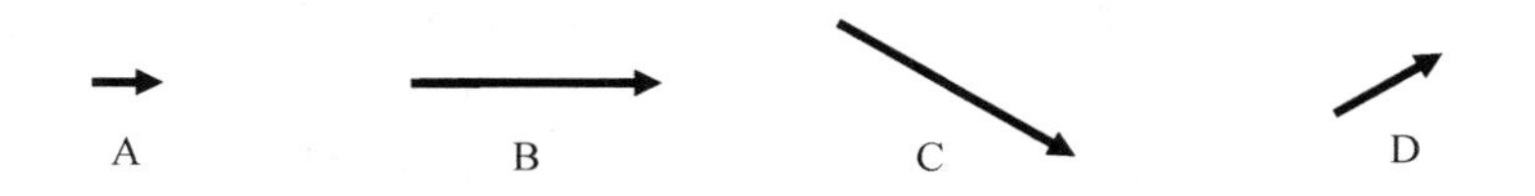

图 2-10　心电向量示意图

A 与 B：方向相同，但大小不等；B 与 C：大小相等，但方向不同；

C 与 D：大小、方向均不相同

2. 决定因素

（1）大小取决于产生电、传导电的细胞大小、数量多少：

如：窦房结、房室结细胞数少，产生电量小，普通心电图机不能记录到其心电活动；心房肌比心室肌壁薄，产生的电量就比心室肌小，所以波形也较心室的波形小。

（2）方向取决于电传导方向（电传导方向与起搏点位置、心脏的位置等相关）：

如起搏点在窦房结，心电总体由右上向左下传导，起搏点在右室，心电由右向左传导。

如心脏横位，心电向量偏向左；心脏垂位，心电向量偏向下；右位心，心电向量向右下。

3. 瞬间综合向量

每一瞬间，各心肌细胞产生的心电向量不完全相同，所有心肌细胞产生心电向量的和（矢量相加）为瞬间综合向量（图 2-11）。

相加法则：同向数值直接相加，反向数值直接相减，方向不同，平行四边形法则。

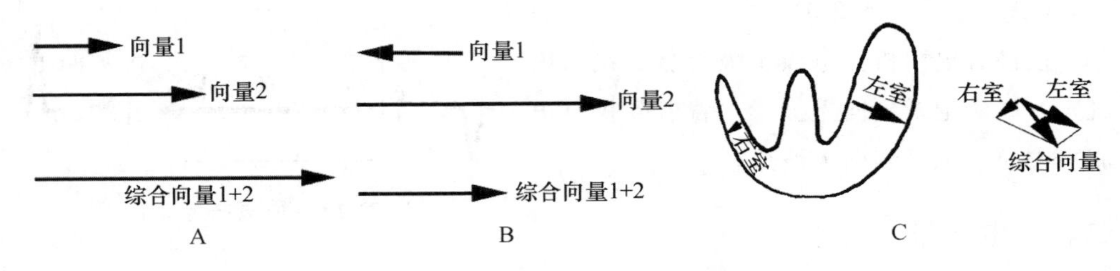

图 2-11 综合心电向量形成图

A：同向数值直接相加；B：反向数值直接相减；C：方向不同，平行四边形法则

4. 心电向量环：所有瞬间综合向量的顶点连接，构成空间向量环（图 2-12）。

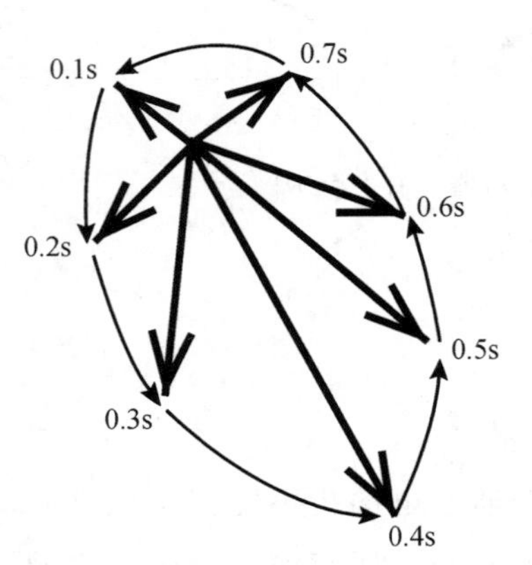

图 2-12 QRS 心电向量环形成的平面示意图

三、房室除极顺序（图 2-13）

心房→心室。

心房内：右房→左房。

心室内：室间隔→左右室

四、心电向量的应用

1. 心房除极、心室除极、心室复极的最大向量均指向左下。

2. 心房肌壁薄，除极向量小；心室肌壁厚，除极向量大。

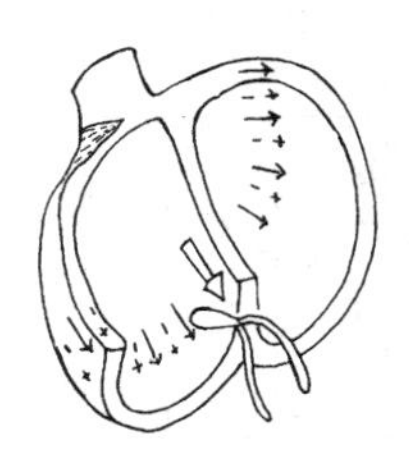
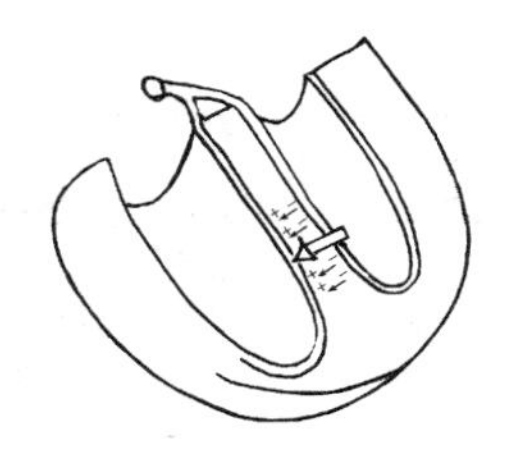
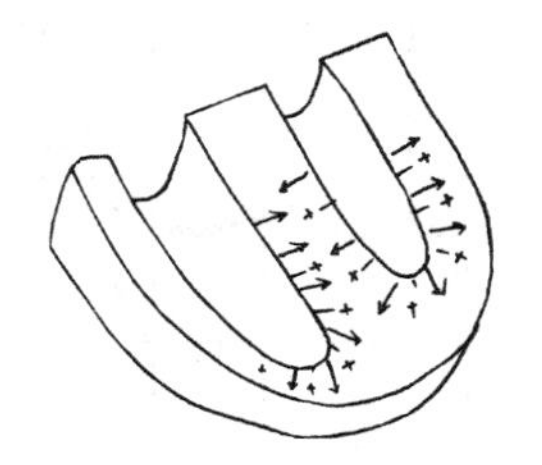

图 2-13　心脏电产生、传播过程

要点提示

1. 心肌细胞产生的电量，既有大小，又有方向，称为心电向量。

2. 心室肌厚，产生的电量（心电向量）大。心房肌壁薄，产生的电量（心电向量）小。

3. 除极即心肌兴奋，复极即兴奋后恢复。

4. 心房兴奋（除极）、心室兴奋（除极）、心室恢复（复极）均产生电，其传导及电流或最大向量方向均指向左下。

5. 心电图机固定设置：正极对着除极（电流、电传导）方向，波形向上，背着除极（电流、电传导）方向，波形向下。

6. 将心电图机顺电流方向连接（正极置于左下部，负极置于右上部）即记录到心房除极、心室除极、心室复极三个向上的波形。

7. 特别提示：心脏是三维立体结构，心电向量的变化也是在三维空间内的。简化为水平面与冠状面的向量只是为了更容易理解，但并不完全准确。

疑难解答

1. 心室除极、复极均产生电，那心房复极为什么不产生电呢？

答；心房复极也会产生电（称 Ta 波），且方向与除极方向相反，只是电量较小，而且与心室除极产生的电相重叠，不易记录，在某些心电图可见在 PR 段（P 波结束到 QRS 波起始的一段）下移，即可能是心房肌复极产生的 Ta 波的影响（图 2-14）。

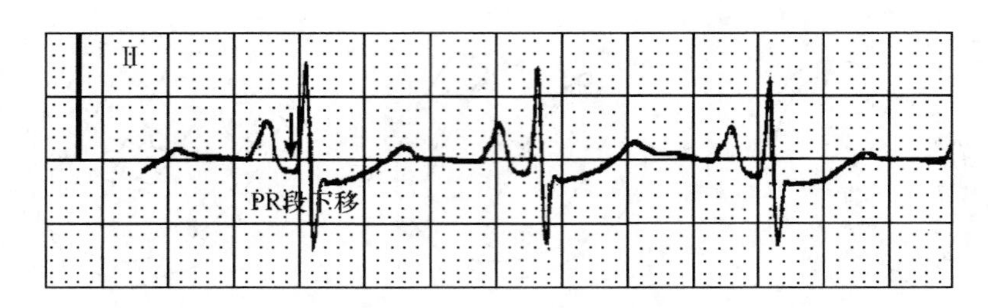

图 2-14 心房复极波影响

2. 心室除极和复极产生的电方向相反，为什么心电图波形方向一致呢？

答：心室除极是由内向外传导，而心室复极是由外向内传导。

形象比喻

如果把心脏一次激动的电活动比做一支进攻的足球队，那么每个心肌细胞就是场上的队员，虽然每一时刻，每个队员的跑动方向和跑动距离（每个心肌细胞的心电向量）不完全相同，总的方向（即瞬间综合向量）在不断变化，但场上全体队员总的方向是向对方球场进攻的（即心脏总的电传导方向是右上向左下的）。

第四节 心电图基本图形

经典讲解

一、波形名称及意义（图 2-15）

1. P 波 心房除极（激动）。

2. QRS 波群 心室除极（激动）。

3. T 波 心室快速复极（恢复）。

4. PR 间期 是从 P 波起始至 QRS 波起始，反映心房开始除极到心室开始除极的时间（房室传导时间）。

5. ST 段 从 QRS 波结束→T 波起始，反映心室缓慢复极。

6. QT 间期 QRS 波起始→T 波结束，反映心室除极与复极的总时间。

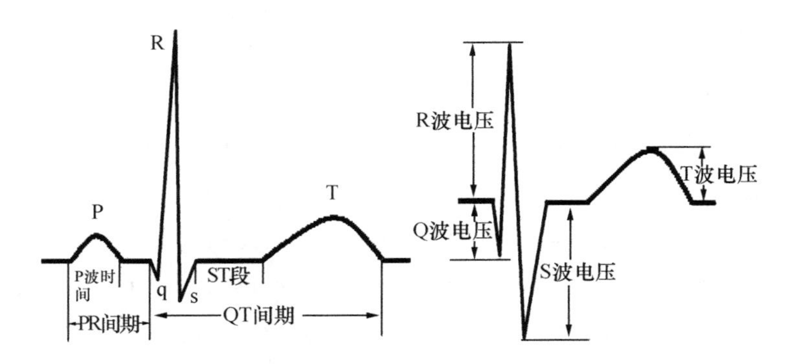

图 2-15 心电图各波形、波段的时间和电压测量示意图

二、QRS 复合波群

1. 命名（图 2-16）

R（r）波：QRS 波群第一个向上的波。

Q（q）波与 S（s）波：均为向下的波，以 R 波为界，其前向下的为 Q（q）波，其后向下的为 S（s）波。

QS 波：无向上的 R 波，只有向下的波，理解为 Q 波与 S 波融合。

R′（r′）波：S（s）波之后再出现的向上的波。

2. 书写：振幅（波形）较大者用大写英文字母表示，较小者用小写英文字母表示。

如：qRs、qR、Rs、QS 等。

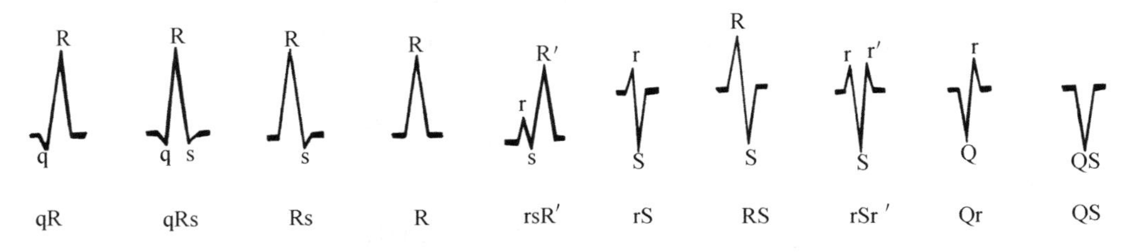

图 2-16 QRS 复合波命名

三、心电图的测量

1. 心电图记录纸（图 2-17）

（1）常规：纸速：25mm/s；定标电压：1mV＝10mm。

横向（时间）：1 小格——0.04s，1 大格——0.2s。

纵向（电压）：1 小格——0.1mV，1 大格——0.5mV。

（2）特殊：纸速 50mm/s 时，横向 1 小格——0.02s，1 大格——0.1s。

增益（半电压）1mV＝5mm 时，纵向 1 小格——0.2mV。1 大格——1mV。

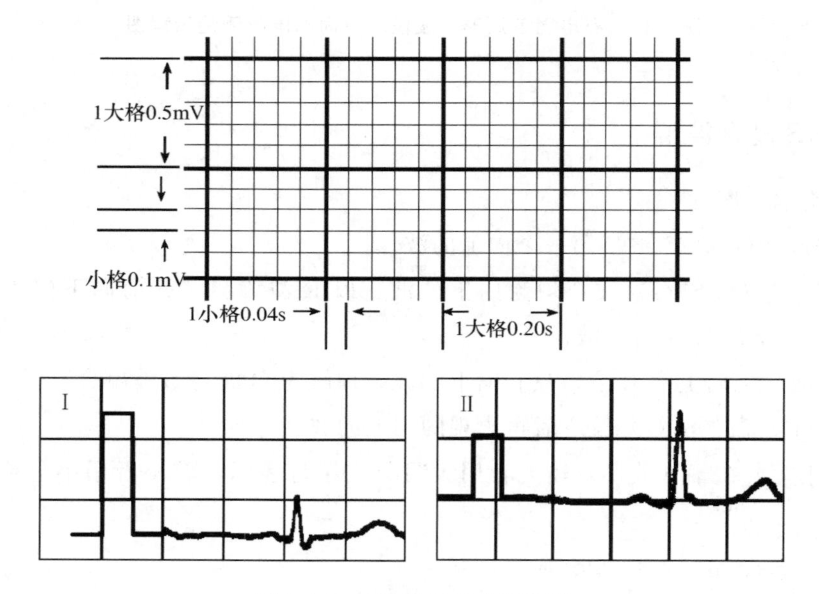

图 2-17　心电图纸与定标电压

上图：常规设置时心电图纸的数据；下左：常规定标电压标识；下右：增益（半电压）标识

2. 各波振幅的测量

正向波：从参考水平线的上缘垂直地测量到该波的顶点。

负向波：从参考水平线的下缘垂直地测量到波的底端。

测量 P 波振幅：参考 P 波起始前的水平线。

测量 QRS 波、ST 段、T 波和 u 波振幅：参考 QRS 波起始部的水平线。

3. 各波段时距的测量

从该波段起始部的内缘测量至该波段终末部的内缘。

四、正常心电图特点

1. 规律　P 波、QRS-T 波规律顺序出现（一跟一），每搏基本相同（P 波在Ⅱ、V_1 导联最清楚）。

2. 正常时间　P 波＜0.12s、QRS 波＜0.12s（＜3 小格）；QRS 波范围多为 0.06～0.10s；PR 间期：0.12～0.20s（3～5 小格）。

3. 正常心室率（60～100 次/分）　RR 间期 0.6～1.0s（3～5 大格）。

心率＞100/分，心动过速；心率＜60 次/分，心动过缓。

（1）计算：60/RR 间期

（2）心率估算法：

①心律整齐时：心率＝300/RR 间期大格数或 1500/RR 间期小格数（图 2-18）：

RR 间期大格数	心率（次/分）
1	300
2	150
3	100
4	75
5	60
6	50

②心律不齐时：连续测量 6～10 个 RR 间期或 PP 间期，计算出平均值，再计算心率；或数 6s（30 大格）内 QRS 波群数×10（或 10s 内 QRS 波群数×6）。

附：心房率计算

（1）正常情况，P 波与 QRS 波群顺序出现，频率相同，心室率等于心房率。

（2）心房 P 波频率和（或）节律与心室 QRS 波不等时，应分别计算心房率与心室率。心房率计算或估算方法基本同心室率，只是将 RR 间期换为 PP 间期。

心室率比心房率临床意义更大，因为心室率决定临床状况。

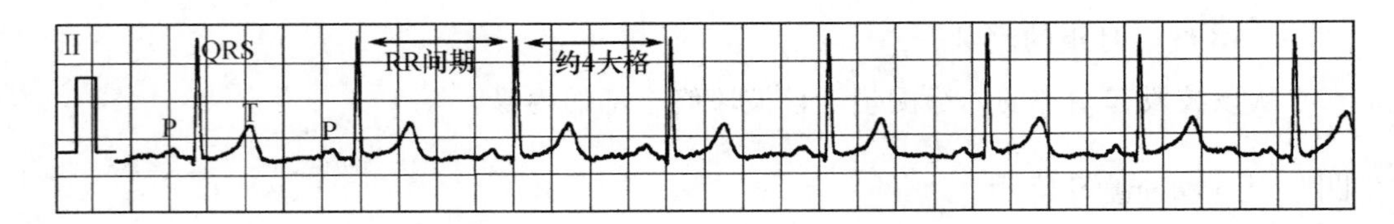

图 2-18 心室率估算（心率约 75 次/分）

五、异常意义

1. P 波增宽　心房肥大或房内传导异常等（图 2-19A）。

2. QRS 波群增宽　心室肥大或室内传导异常（心室起搏、束支传导阻滞等）（图 2-19B）。

3. PR 间期（图 2-19C、D）　①延长：房室传导阻滞等；②缩短：预激综合征等。

4. QT 间期异常（图 2-19E）　可为抗心律失常药、洋地黄药物、电解质紊乱等作用所致。

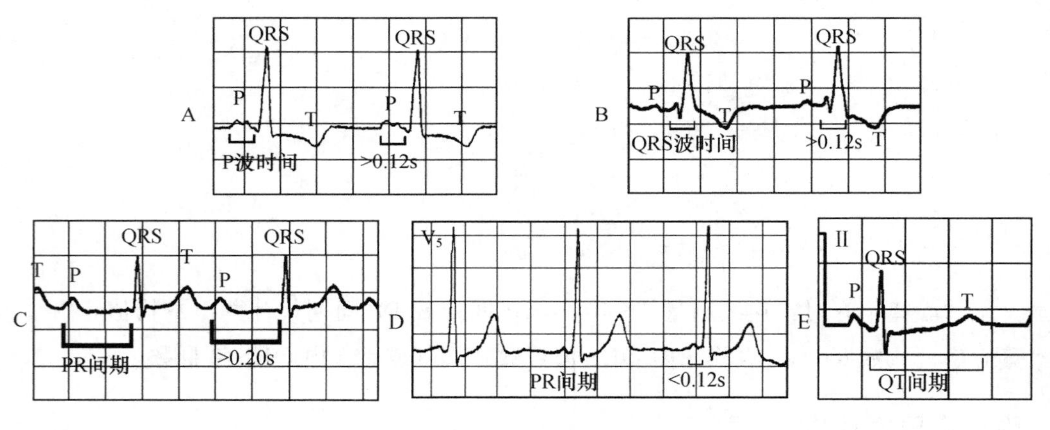

图 2-19 各波段时间

A：P 波增宽；B：QRS 波群增宽；C：PR 间期延长；D：PR 间期缩短；E：QT 间期异常

要点提示

1. PR 间期测量　从 P 波起始到 QRS 波群起始间的时间，必须包括 P 波在内。

2. QRS波群命名　注意区分Q（q）波与S（s）波，特别强调第一个向下的波称Q（q）波，第一个向上的波称R（r）波，R波后向下的波为S（s）波。

3. 心率　正常时，P波与QRS波群顺序出现，频率相同，只计算心室率即等同于心率；如果P波与QRS波群不同步，应分别计算心房率与心室率。

4. 正常心电图的基本特点

（1）P波、QRS-T波规律顺序出现，每搏基本相同。

（2）正常时间：P波＜0.12s；QRS波＜0.12s，多为0.06～0.10s；PR间期0.12～0.20s。

（3）正常心率为60～100次/分。

疑难解答

1. QRS波群必须Q、R、S三个波都具备吗？

答：QRS波群是一个总体名称，具体在每个波群，可以是其中一部分（如只有R波或QS波）或两部分（如只有qR波或Rs波）或三部分均有，极少数情况下可能有四部分（如qrsR′波）甚至更多。

2. 为什么反映房室传导情况用PR间期，而不是PR段（P波结束-QRS波起始）？

答：因为窦房结→心室的电传播并非简单地从窦房结→心房→房室交界→心室，房室交界包括房室结与希氏束。窦房结发放的电指令首先向心房传播，在房内传导的同时，就经结间束向房室结传导，二者近于同步关系而非先后关系，所以用PR间期反映房室传导（图2-20）。

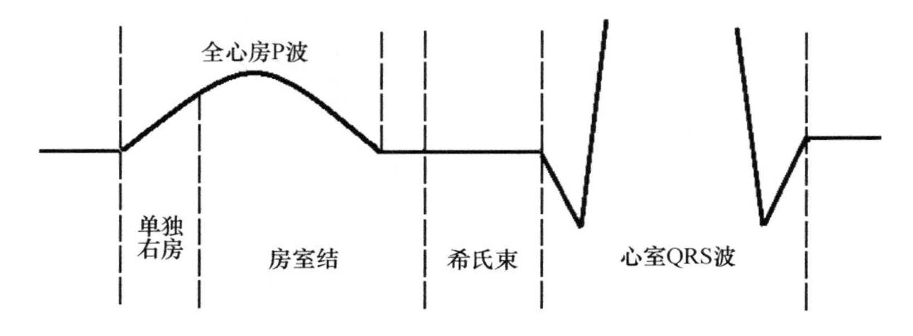

图2-20　PR间期组成示意图

3. RR 间期或 PP 间期如何测量？

答：RR 间期是指相邻两个 QRS 波群间的时间，应测量 QRS 波起点间的时间（s），而在实际读图中快速易行的方法，是直接看 QRS 波群的最尖端，相邻两尖之间的时间即 RR 间期，正常 3～5 大格，小于 3 大格为心动过速，大于 5 大格为心动过缓。PP 间期测量同理，是指相邻两个 P 波间的时间，测量方法及意义同 RR 间期。

4. 心率估算时，为何用 300/RR 间期大格数？

心率计算公式：60/RR 间期，其中 RR 间期为一次心搏所用时间（s），60/RR 间期即每分钟（60s）的心搏次数。

同理：将时间都换成大格数表示，60s 在心电图纸上为 300 大格（每大格 0.2s，60/0.2＝300），RR 间期也用大格数表示，300/RR 间期大格数也为每分钟心搏次数（心率）。此种方法在读图时更加简便实用。

形象比喻

P 波、QRS 波、T 波的价值

P 波是心房波，属于管理者，反映心脏的领导权归属，QRS 波群是心室波，属于心脏的基层，是最重要的劳动者，直接反映心室射血功能。T 波也是心室波，属于 QRS 波的跟随者，正常随 QRS 波变化。心脏功能正常与否，最重要的是 QRS 波的正常与否。所以，看一份心电图的轻重缓急，首先是 QRS 波的快慢宽窄。

第五节　心电图的导联

经典讲解

一、导联概念

1. 导联是指心电图机电极的正负极与受检查者身体不同部位的连接方法（电

极正负极位置不同，组成不同导联）。

实质上，不同导联是指从不同切面、不同部位、不同方向及角度记录心电活动。

2. 导联轴　某一导联正、负电极之间画出的假想直线。箭头指向正极方向。

二、肢体导联

从额状面不同位置、方向（上下左右）记录心电活动（图 2-21 至图 2-23）。

1. 四个电极颜色　红、黄、绿、黑

2. 电极位置

右上肢：红

左上肢：黄

左下肢：绿

右下肢：黑

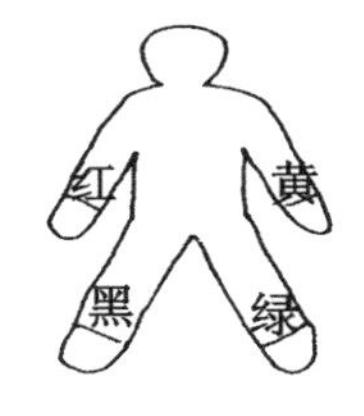

图 2-21　肢体导联电极位置示意图

3. 肢体导联类型、名称及正负极（图 2-22、图 2-23）

导联类型	导联名称	正极	负极
（1）标准导联：	Ⅰ	左上	右上
	Ⅱ	左下	右上
	Ⅲ	左下	左上
（2）加压单极肢体导联：	aVR	右上	左上＋左下
	aVL	左上	右上＋左下
	aVF	左下	右上＋左上

4. 额面六轴系统的形成过程（图 2-22 至图 2-24）

特别提示：

1. 下面各导联正负极位置、平移、组合过程，是为帮助理解图 2-24C 图的形成，如学习有困难，可略过。

2. 但一定记住图 2-24C 图（额面六轴系统示意图），对理解肢体导联图形各波方向有很大意义。

5. 额面六轴系统（将标准导联与加压单极肢体导联合在一起）

强调：六轴系统中各导联位置的角度是确定的，Ⅰ与 aVL 之间、aVF 与Ⅱ之

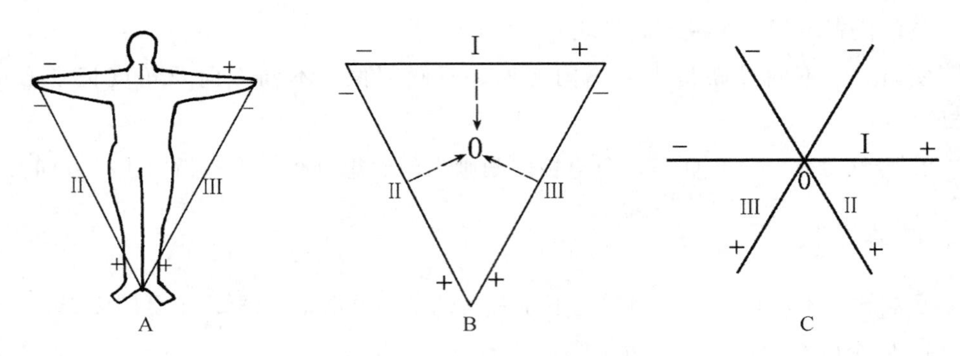

图 2-22　标准导联示意图

A：标准导联正负极位置；B：正负极中点为 0 电位；C：将三个导联 0 电位点（中点）平移向 0 点。

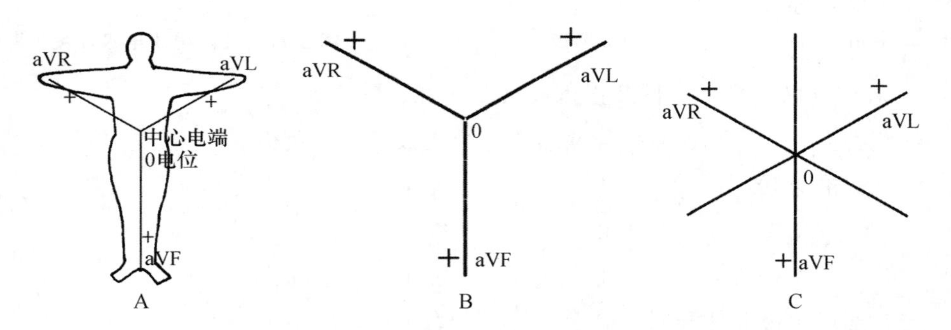

图 2-23　加压单极肢体导联示意图

A：加压单极肢体导联正极位置；B：加压单极肢体导联正极位置（简图）；C：将三个导联负极端补齐

间、aVF 与Ⅲ之间均为 30°，Ⅰ与Ⅱ之间为 60°、Ⅰ与 aVF 之间为 90°、Ⅰ与 aVR 之间为 120°。

如果按时钟位置：aVL——2 点、Ⅰ——3 点、Ⅱ——5 点、aVF——6 点、Ⅲ——7 点、aVR——10 点。

6. 六轴系统反映心脏部位（图 2-24C）

（1）Ⅰ、aVL 导联正极在左上肢，从心脏左侧记录心电活动，反映左室高侧

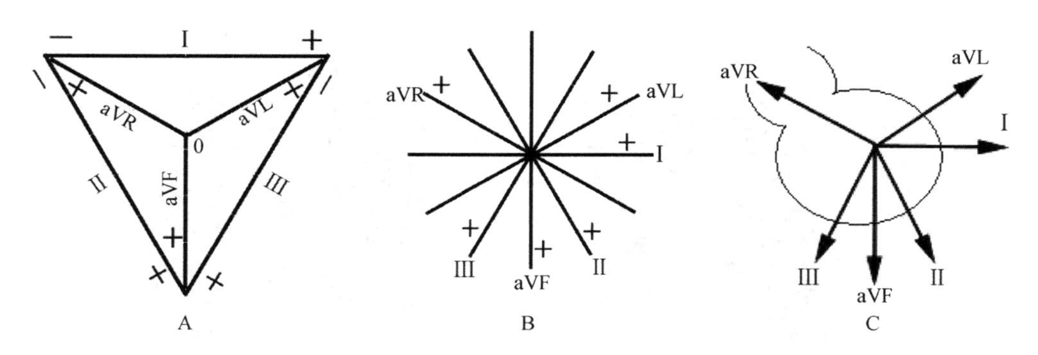

图 2-24 肢体导联额面六轴系统示意图

A：图 2-22B＋图 2-23B；B：图 2-22C＋图 2-23C；C：将负极端去掉，只保留正极端，箭头示正极，加入放大的心脏示意图中

壁，为左室高侧壁导联。

(2) Ⅱ、Ⅲ、aVF 导联正极在下肢，从心脏下方记录心电活动，反映心室下壁，为下壁导联。

当心脏不同部位发生心肌缺血、心肌梗死、心肌肥厚、心电向量异常时，相应导联心电图会有所表现。

三、胸导联

从水平面不同位置和方向（前后左右）记录心电活动（图 2-25）

1. 胸导联六个电极颜色　按红、黄、绿、棕、黑、紫的顺序放置

2. 电极位置（见图 2-25A、B）

V_1（红）　胸骨右缘第四肋间

V_2（黄）　胸骨左缘第四肋间

V_3（绿）　V_2 与 V_4 两点连线的中点

V_4（棕）　左锁骨中线第五肋间

V_5（黑）　左腋前线平 V_4 水平

V_6（紫）　左腋中线平 V_4 水平

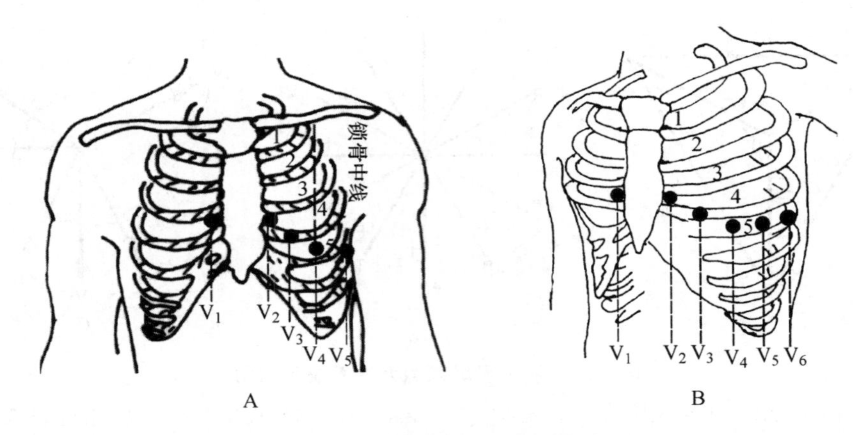

图 2-25　胸导联电极位置示意图

A：前面观；B：前侧面观

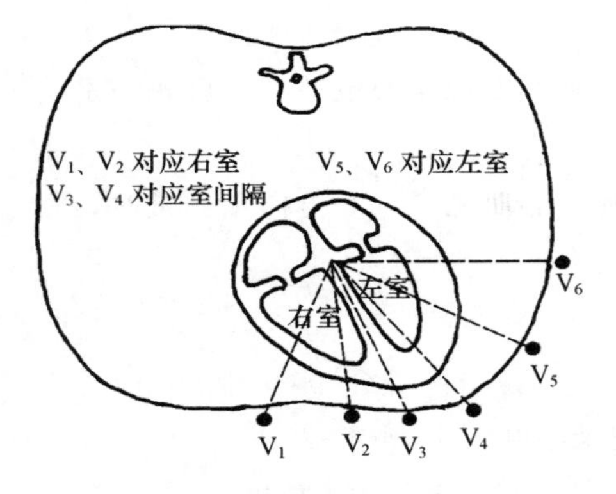

图 2-26　胸导联反映心脏部位水平切面示意图

3. 胸导联反映心脏部位（图 2-26）

（1）V_1、V_2 从右室方向记录心电活动，称右室导联（面向右室导联或右胸导联）。

（2）V_3、V_4 从左右室过渡区（室间隔）方向记录心电活动，称过渡区（间隔）导联。

（3）V_5、V_6 从左室方向记录心电活动，称左室导联（面向左室导联或左胸导联）。

四、心电向量、导联体系与心电图

复习：心房除极 P 波、心室除极 QRS 波、心室复极 T 波，最大向量均指向左下。

1. 心电图的正负向

（1）心电向量与导联轴正极方向一致，图形向上（Ⅰ、Ⅱ、V_4、V_5、V_6 导联）。

（2）心电向量与导联轴正极方向相反，图形向下（aVR 导联）。

2. 心电图的振幅（高低）决定于

（1）心电向量的大小：向量大——图形大，向量小——图形小。

（2）心电向量与导联轴正极一致性：方向越一致，向上图形振幅越大（Ⅱ、V_5 导联）；方向越相反，向下图形越大（aVR 导联）；心电向量与导联轴越接近垂直，图形双向且小（Ⅲ、aVL 导联）。

（3）心肌与电极间的距离：负相关。近——图形大、远——图形小。

3. P 波、QRS 波群主波

肢体导联：Ⅱ导联正向最大，aVR 导联负向最大；Ⅰ、Ⅱ、aVF 导联正向；Ⅲ、aVL 导联方向可不定。

胸导联 QRS 波群主波：V_5、V_6 导联正向，呈 Rs 或 qR；V_1、V_2 导联负向，呈 rS；V_3、V_4 导联不定，多 RS。

要点提示

1. 导联概念　不同导联实质是从不同切面、不同部位、不同角度记录心电活动。

2. 心电向量、导联与心电图　心房除极 P 波、心室除极 QRS 波群、心室复极 T 波，最大向量均指向左下。与肢体导联Ⅰ、Ⅱ，胸导联 V_4、V_5、V_6 正极方向一致，图形向上，与 aVR 导联正极方向相反，图形向下。

3. 导联反映心脏的部位　左室导联：V_5、V_6、aVL、Ⅰ；右室导联：V_1、V_2；过渡区（间隔）导联：V_3、V_4；下壁导联：Ⅱ、Ⅲ、aVF；高侧壁导联：Ⅰ、aVL。

4. 特别提示　导联电极位置对心电图的影响：肢体导联电极只要接对相应肢体，位置高低远近对心电图无大影响。胸导联电极则尽可能放置准确，否则对心电图影响大。尤其是电极顺序不能错误，否则可能导致诊断错误。

疑难解答

1. 一个心脏，用单一导联就可以记录出心脏电活动的信息，为何要用 12 导联呢？

答：心脏是三维的立体器官，心脏的电活动也是三维的，正负电极位置不同，记录的电活动信息不完全相同，每个导联从一个角度记录，该导联对心脏相应局部（电极位置附近）的敏感性强，记录的角度越多，得到的信息越多。

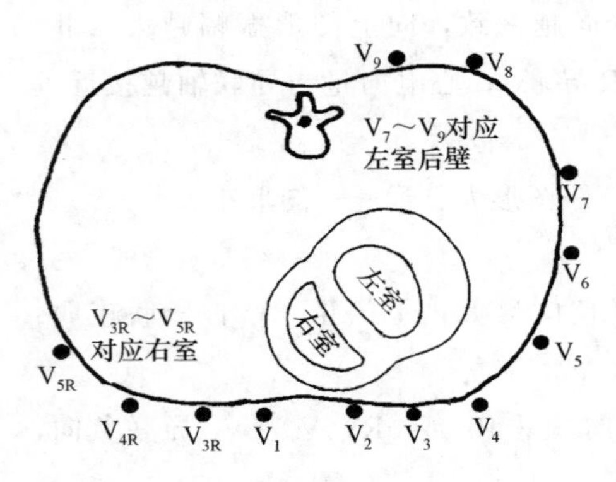

图 2-27 横断面上看 18 导联心电图电极位置示意图

2. 为什么有的病人需做 18 导联心电图？

答：由于标准 12 导联心电图，其胸导联主要位于左胸前侧壁，对于右室、左室后壁的异常（特别是心肌梗死）不易发现，所以常需做 18 导联心电图。具体导联及位置为：右室导联：V_{3R}、V_{4R}、V_{5R}分别位于与V_3、V_4、V_5对称的右胸前位置。后壁导联：V_7、V_8、V_9分别为左腋后线、左肩胛线、左脊柱旁线平V_4水平。必要时，还可再增加导联（图 2-27）。

3. 电极位置放错能得出心电图吗？

答：将正负极置于身体不同位置，多可以得出心电图。但位置错误，不易判断心电图的正常与否。

4. 所有电极位置均必须绝对准确吗？上肢残缺的病人如何做肢体导联心电图？

答：不是。肢体导联心电图置于上肢近侧端与远侧端对心电图没有大的影响。上肢残缺或腕部输液、固定等情况下电极板可置于偏近心端。胸导联电极位置应尽可能放置准确，至少要放对顺序，否则会影响心电图诊断。

5. 做图时必须记住 12 导联正负极的位置吗？

答：不必要。心电图机内已经做好了设计，你只需将红、黄、绿、黑四个电极板位置接对，将胸导联六个电极按红、黄、绿、棕、黑、紫的顺序放置准确就可以了。

6. 做图时，必须将四个肢体导联电极、六个胸导联电极均连接好吗？

答：如果只做肢体导联心电图，只需四个肢体导联电极连接好即可。如果做胸导联心电图，必须十个电极均连接好，单有胸导联电极，而无肢体导联电极时做不出胸导联心电图。

形象比喻

可以把记录的心电图比做拍摄出的录像，只不过拍摄的不是结构外形，而是电活动。不同导联就是从不同角度、不同方向去拍摄心脏电活动。如把Ⅱ导联心电图比做是心电的正面标准像，那么，aVR 导联图则是心电的反面像，通过前后左右上下等不同方向与角度，拍摄出的就是心电完整全面的形象。据此综合分析，可发现某部位的异常，得出全面的结论。而对于心电节律，任何部位拍摄出的都是相同的。

第六节　心电轴与钟向转位

经典讲解

一、心电轴

1. 概念　额状面上心室除极的平均心电向量（平均 QRS 电轴）。因反映额状面的心电向量，所以六个肢体导联即可反映。

2. 表示方法　平均心电向量与Ⅰ导联正侧段所形成的角度表示，Ⅰ导联正极段表示为 0°，负极段表示为 180°。Ⅰ导联以下为正度数，Ⅰ导联以上为负度数（图 2-28）。

3. 心电轴范围

正常：－30°～＋90°；左偏：－30°～－90°；右偏：90°～180°；不确定：－90°～－180°。

4. 测心电轴（图 2-29）

（1）目测法（粗略）：依Ⅰ、Ⅲ导联 QRS 主波方向

电轴	QRS 主波方向	
	Ⅰ	Ⅲ
不偏	上	上
左偏	上	下
右偏	下	上
不确定	下	下

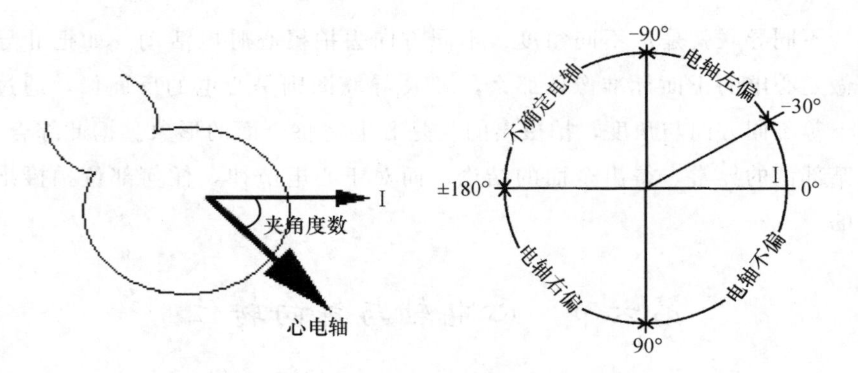

图 2-28　心电轴的表示方法及电轴偏移示意图

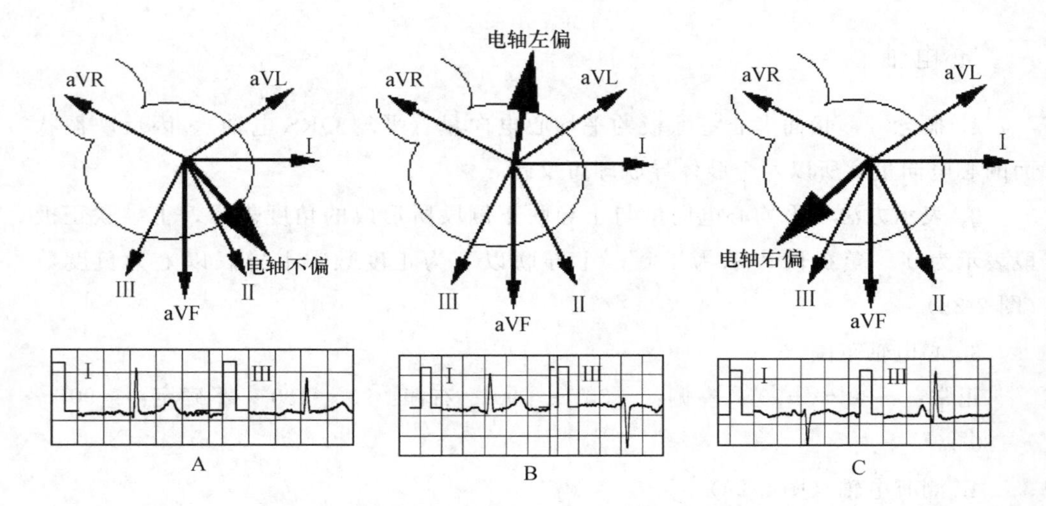

图 2-29　心电轴偏移模式图及心电图

A：心电轴不偏；B：心电轴左偏；C：心电轴右偏

（2）计算法（精确）：依据Ⅰ、Ⅲ导联 QRS 复合波向上、向下振幅代数和的数值直接查表得出心电轴。

5. 心电轴偏移的意义（图 2-30）

单纯电轴轻度左偏或右偏意义不大。

（1）电轴左偏：横位心（矮胖型多）、左室肥大、左前分支阻滞等。

（2）电轴右偏：垂位心（瘦长型多）、右室肥厚、左后分支阻滞等。

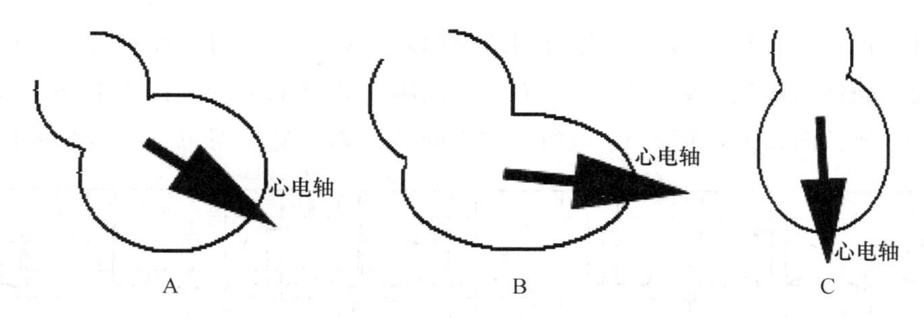

图 2-30 各种心脏类型心电轴模式图

A：斜位心；B：横位心；C：垂位心

二、钟向转位

1. 概念（图 2-31）

心脏的轴：心尖-心底（左下-右上）。

心脏转位：围绕着心脏的轴发生偏移。

顺钟向转位：心脏由右向左转（右室向左室方向转）。

逆钟向转位：心脏由左向右转（左室向右室方向转）。

2. 判断方法

根据过渡区（间隔导联）波形（R/S≈1）出现的位置来判断（图 2-32 至图 2-35）。

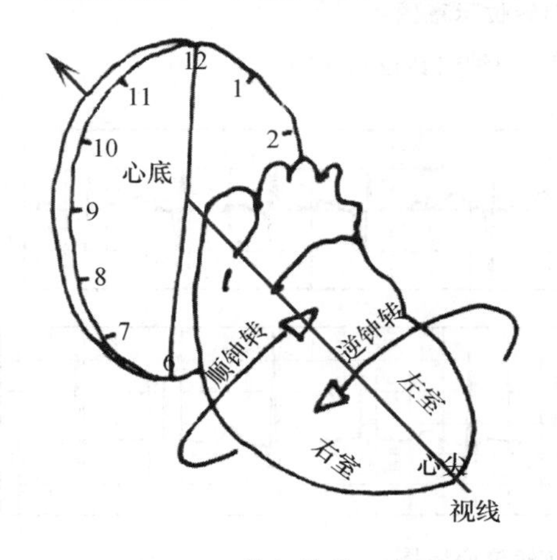

图 2-31 钟向转位示意图

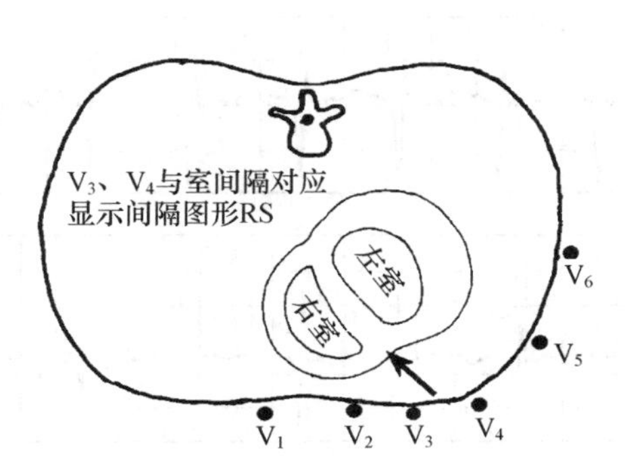

图 2-32 无心脏转位示意图

（1）正常位心脏：V_3、V_4 电极对应室间隔，V_3（V_4）导联图形 R/S≈1。

（2）顺钟向转位：V_5、V_6 电极对应室间隔，V_5（V_6）导联图形 R/S≈1。

（3）逆钟向转位：V_1、V_2 电极对应室间隔，V_1（V_2）导联图形 R/S≈1。

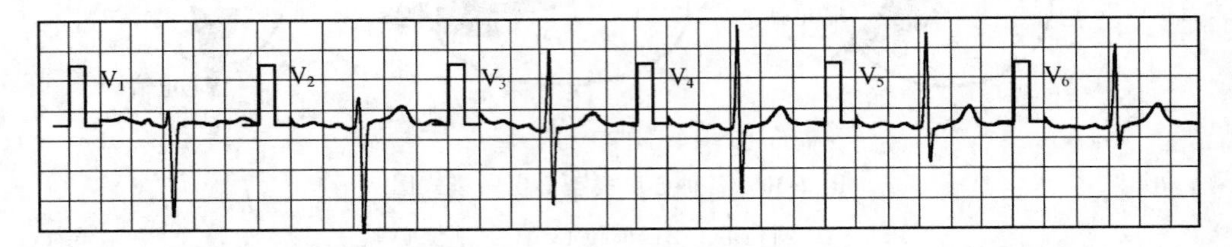

图 2-33　无心脏转位心电图（V_1 导联呈 rS、V_3 导联呈 RS、V_6 导联呈 qR）

3. 意义　可为心脏位置变异或心室肥大，也可为电变化或电极位置不准确。

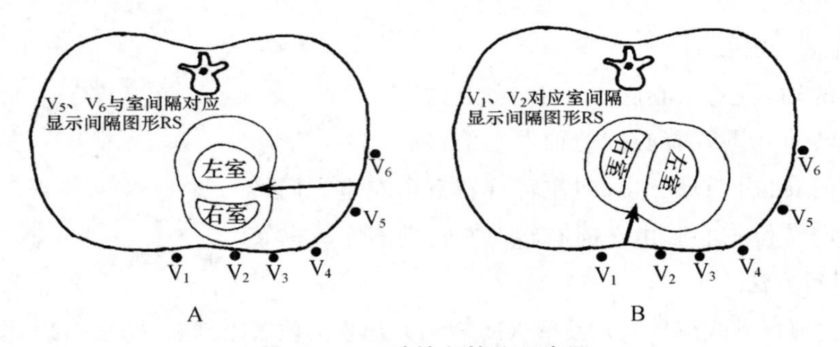

图 2-34　心脏钟向转位示意图

A：顺钟向转位示意图；B：逆钟向转位示意图

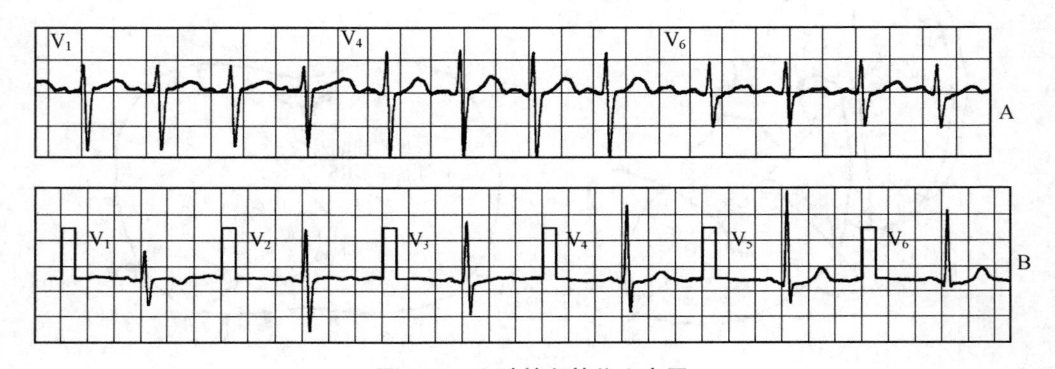

图 2-35　心脏钟向转位心电图

A：V_1 导联呈 rS、V_6 导联呈 RS；B：V_1 导联呈 RS、V_6 导联呈 qRs

要点提示

1. 目测法判断心电轴　依 QRS 主波方向：①Ⅰ上、Ⅲ上——不偏，②Ⅰ上、Ⅲ下——左偏，③Ⅰ下、Ⅲ上——右偏，④Ⅰ下、Ⅲ下——不确定。

2. 判断钟向转位　根据过渡区导联波形（R/S≈1）出现的位置来判断：①正常位心脏：V_3（V_4）导联 R/S≈1。②顺钟向转位：V_5（V_6）导联 R/S≈1。③逆钟向转位：V_1（V_2）导联 R/S≈1。

3. 特别提示　单纯轻度的心电轴偏移和（或）心脏转位常属正常变异。胸导联电极位置不准确也可记录出钟向转位图形。

疑难解答

1. 目测法所判断的心电轴偏移与电脑报的结果比较，哪个更为准确？

答：目测法判断电轴为粗略估计，电脑所报结果为数据计算结果，更为准确；也可以用查表的方法获得偏移结果，也较目测法准确。

2. 对于电轴偏移的心电图，如何判断其为正常变异，还是疾病所致？

答：电轴偏移对心电图诊断的价值要结合病人的其他心电图异常，单纯的电轴偏移多为正常变异，只有在左偏超过－45°时，诊断左前分支阻滞（见第四章第六节），如电轴左偏（或右偏）合并左室（或右室）导联高电压、ST 段下移、T 波倒置，可能为左室（或右室）肥大。

3. 如 V_1 导联呈 Rs 型或 V_6 导联呈 rS 型，也称钟向转位吗？

答：V_1 导联呈 Rs 型，首先要排除严重疾病，如后壁心肌梗死、预激综合征等。然后考虑心脏逆钟向转位，而且是严重的心脏转位。正常 V_1 导联对向右室，图形呈 rS 型、即 rS 图形为右室图形。V_6 导联对向左室，图形呈 qR 型或 Rs 型，即 qR 型或 Rs 型图形为左室图形。如果 V_1 导联图形变为 Rs 型（左室图形），说明在 V_1 电极的位置，对向的是左室，也就是左室转位到了正常右室的位置，是严重的逆钟向转位。反之，如果 V_6 导联图形变为 rS 型（右室图形），说明在 V_6 电极的位置，对应的是右室，也就是右室转位到了正常左室的位置，是严重的顺钟向转位。

4. 胸导联电极位置哪些错误或不准确，会得出心脏转位图形？

如将 V_1、V_2 导联电极置于左侧胸壁，将会得出逆钟向转位图形。反之，如将 V_5、V_6 电极置于右侧胸壁或左侧胸壁 V_3、V_4 的位置，将会得出顺钟向转位图形（图 2-36）。

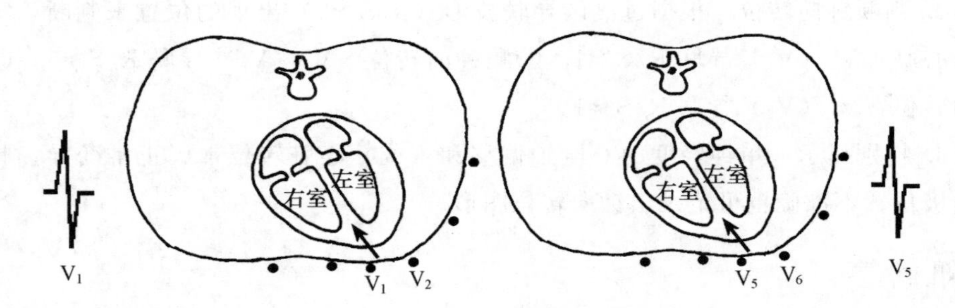

图 2-36　电极位置不正确导致转位图形机制示意图

拓展提高

1. 心电轴概念的延伸

通常讲的心电轴是指 QRS 波在心脏额状面的平均心电向量。在该概念中，隐含二层意思：一是除心室除极 QRS 波群外，心房除极 P 波、心室复极 T 波均有电轴；二是额状面电轴只是心脏三维平面中一个平面的反映，并非是全面的。

2. 心电轴的判断

也可以根据肢体导联中 R/S≈1 的导联判断，电轴垂直于该导联。如 aVL 导联 R/S≈1，aVL 导联在－30°的位置，那么电轴为与其垂直的＋60°或－120°位置（图 2-37A）。

也可通过肢体导联中两个 R 波高度相同或相近的导联判断，电轴位于该二导联中间的位置。如Ⅰ、Ⅱ导联 R 波等高，Ⅰ导联在 0°位置，Ⅱ导联在 60°位置，则电轴为二者中间 30°位置（图 2-37B）。

3. 如果Ⅰ（或Ⅲ）导联中 R/S＝1，心电轴如何判断？

答：心电轴在与 R/S＝1 导联相垂直的位置。然后再依另外导联 R/S＞1 或＜1 确定。

(1) Ⅰ导联中 R/S=1，Ⅰ导联在0°位置，故心电轴在±90°。

再看Ⅲ导联 R/S：R/S>1，心电轴为+90°。R/S<1，心电轴为−90°。

(2) Ⅲ导联中 R/S=1，Ⅲ导联在120°位置，故心电轴在+30°或−150°。

再看Ⅰ导联 R/S：R/S>1，心电轴为+30°。R/S<1，心电轴为−150°。

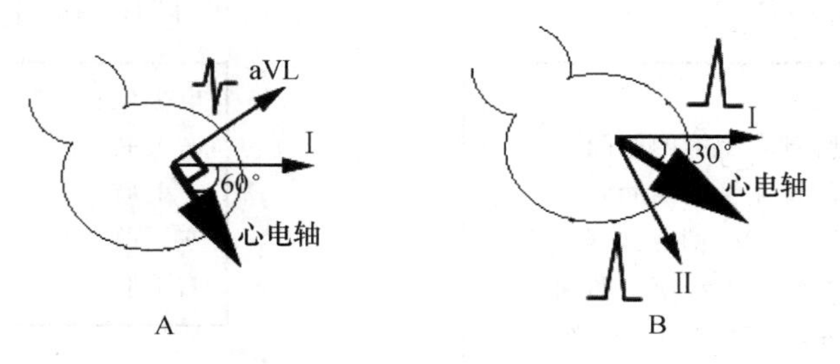

图 2-37 心电轴判断方法

第二章复习总结

一、导联

1. 胸导联电极位置

电极	位置
V_1（红）	胸骨右缘第四肋间
V_2（黄）	胸骨左缘第四肋间
V_3（绿）	V_2 与 V_4 两点连线的中点
V_4（棕）	左锁骨中线第五肋间
V_5（黑）	左腋前线平 V_4 水平
V_6（紫）	左腋中线平 V_4 水平

2. 肢体导联电极位置

电极位置	电极颜色
右上肢	红
左上肢	黄
左下肢	绿
右下肢	黑

3. 导联反映心脏的部位

左室导联	V_5、V_6、Ⅰ、aVL
右室导联	V_1、V_2
过渡区（间隔）导联	V_3、V_4
下壁导联	Ⅱ、Ⅲ、aVF
高侧壁导联	Ⅰ、aVL

二、心率计算

复习表 2-1　心率估算法

	计算方法	RR（PP）间期大格数	心率（次/分）
心律整齐时	300/RR（PP）间期大格数	1	300
		2	150
		3	100
		4	75
		5	60
		6	50
		10	30
心律不齐时	①连续 6～10 个 RR 间期平均；②6s（30 大格）内 QRS 波群数×10		
提示：房室同步时，多用 RR 间期估算心率，房室不同步时，分别估算心房率（用 PP 间期）和心室率（用 RR 间期）			

三、电轴判断（目测法）

依Ⅰ、Ⅲ导联 QRS 主波方向

电轴	QRS 主波方向			
	Ⅰ导联方向	Ⅰ导联图形	Ⅲ导联方向	Ⅲ导联图形
不偏	上		上	
左偏	上		下	
右偏	下		上	
不确定	下		下	

四、心脏钟向转位判断

依胸导联 QRS 波群过渡区导联图形 RS 所在位置判断

转位情况	图形 RS 所在导联		
	V_1（V_2）	V_3、V_4	V_5（V_6）
正常位心脏	rS	RS	Rs
顺钟向转位	rS	rS	RS
逆钟向转位	RS	Rs	Rs

转位情况	图形 RS 所在导联		
	V_1（V_2）	V_3、V_4	V_5（V_6）
正常位心脏			
顺钟向转位			
逆钟向转位			

第三章　正常心电图

复习与导入

一、心电向量与心电图波方向的关系

1. 心电向量与导联轴正极方向一致，图形向上；方向相反，图形向下。

2. 方向越一致，向上图形振幅越大（Ⅱ、V_5 导联）；方向越相反，向下图形振幅越大（aVR 导联）。

二、正常心电图应包括以下几方面

1. 心搏频率正常　心率：60～100 次/分（包括心房率、心室率）。

2. 心搏节律齐　包括心房律、心室律。

3. 心电活动正常　①心脏起搏正常（窦房结起搏）。②传导顺序正常（心房-房室交界区-心室，P-QRS-T 波顺序出现）。③传导时间正常（P、QRS 波＜0.12s；PR 间期：0.12～0.20s）。

4. 心电向量正常　即心电图方向正常：

（1）肢体导联：P 波、QRS 复合波主波、T 波：Ⅰ、Ⅱ导联向上，aVR 导联向下。

（2）胸导联：QRS 波在 V_5、V_6 导联向上；V_1、V_2 导联向下；V_3、V_4 导联不定，多呈 RS 型。

5. 电压正常。

6. 心肌除极、复极正常：QRS 波、ST-T 正常。

7. QT 间期正常。

经典讲解

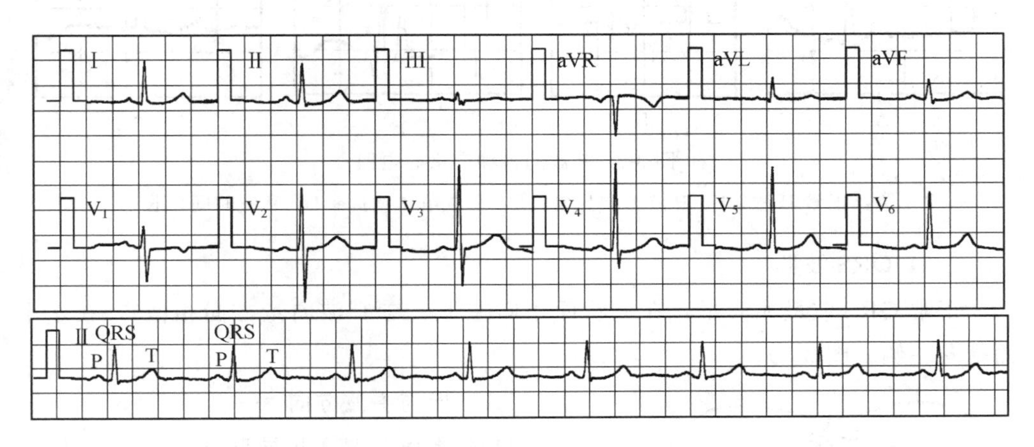

图 3-1 正常心电图

一、基本特征

①P 波、QRS 波、T 波顺序出现；②心率：60～100 次/分；③心律整齐（图 3-1）。

二、各波形特点及正常值

（一）P 波（图 3-2、图 3-3）

正常 P 波最大向量在额状面指向左下，方向接近Ⅱ导联（图 3-2）。

1. 方向 Ⅰ、Ⅱ、aVF 导联向上、aVR 导联向下；Ⅲ、aVL 导联可双向或很小；V_4～V_6 导联向上，V_1 导联多呈双向（先上后下）。

2. 时间（宽度） ＜0.12s（3 小格）。

3. 电压（高度） 肢体导联＜0.25mV（半大格），胸导联＜0.2mV。

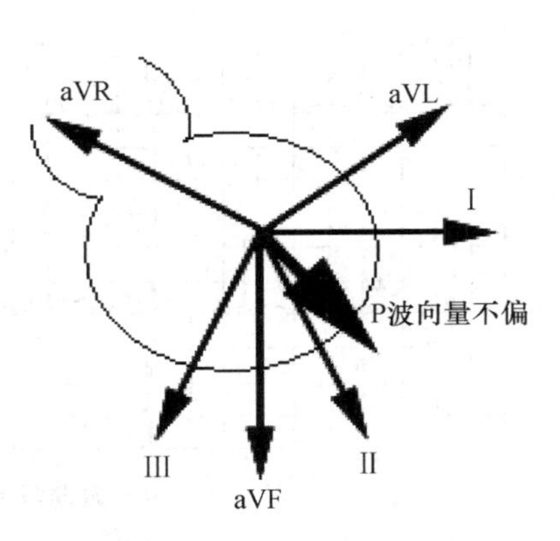

图 3-2 冠状面 P 波向量示意图

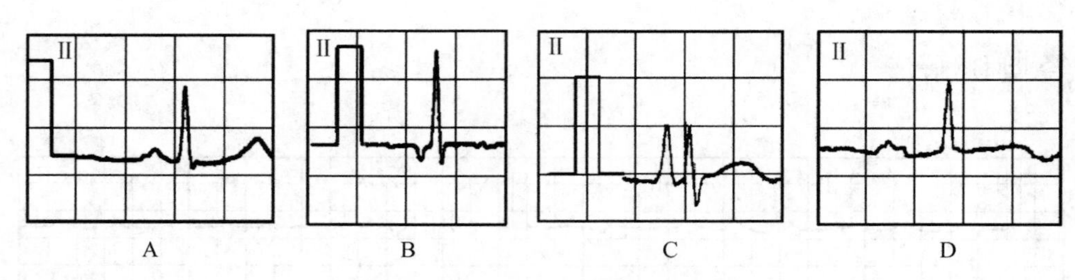

图 3-3 P 波的各种变化心电图

A：正常 P 波；B：P 波方向异常；C：P 波电压增高；D：P 波时间延长

（二）QRS 波群

正常 QRS 波最大向量：在冠状面指向左下（与 P 波向量方向相似），在水平面指向左侧（图 3-4）。

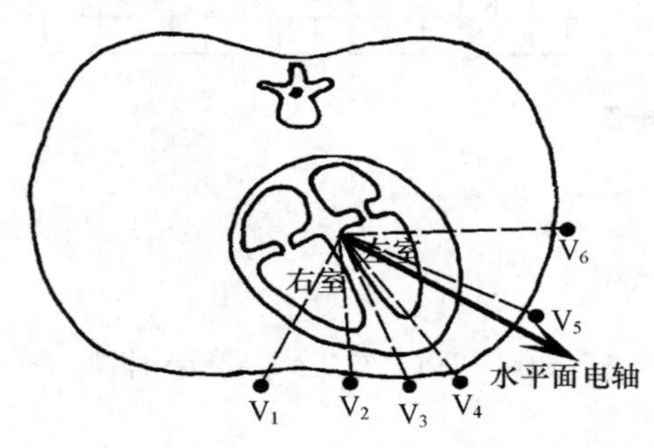

图 3-4 水平面 QRS 波向量示意图

1. 波形与主波方向

肢体导联：Ⅰ、Ⅱ导联向上，aVR 导联向下。

胸导联：V_1、V_2 导联主波向下，V_5、V_6 导联主波向上，V_3、V_4 导联呈 RS 型。

2. 电压

(1) 正常：$R_{v_1}<1.0mV$，$R_{v_5}<2.5mV$；V_1～V_5（或 V_4）导联 R 波渐增，S 波渐减（图 3-5）。

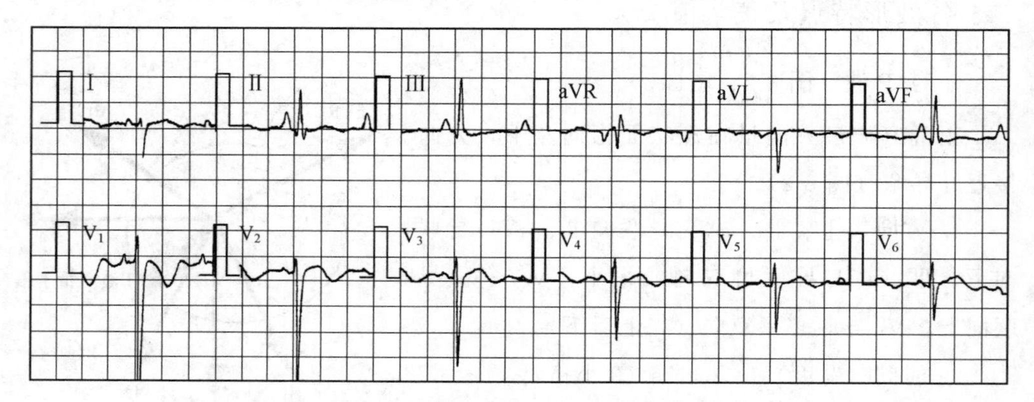

图 3-5 QRS 方向异常、R 波递增不良心电图（并有 P 波高尖）

QRS 异常点：①肢体导联：电轴右偏；②胸导联 V_3～V_6 QRS 主波向下，R 波递增不良

（2）电压异常：

高电压：提示心室肥大（V_1、V_2 导联示右室，V_5、V_6 导联示左室），肥厚型心肌病等。

低电压（图 3-6）：①标准：QRS 波振幅绝对值相加，胸导联均小于 0.8mV，肢体导联均小于 0.5mV。②意义：见于心包积液、心肌炎、肥胖、气胸等。

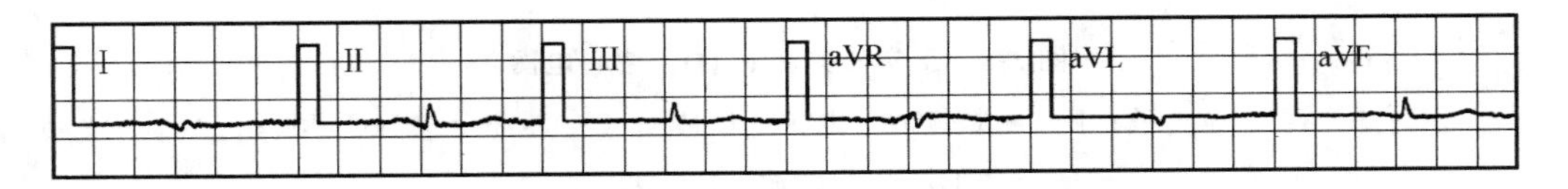

图 3-6　肢体导联低电压心电图

3. 时间　＜0.12s，多 0.06～0.10s（图 3-7）。

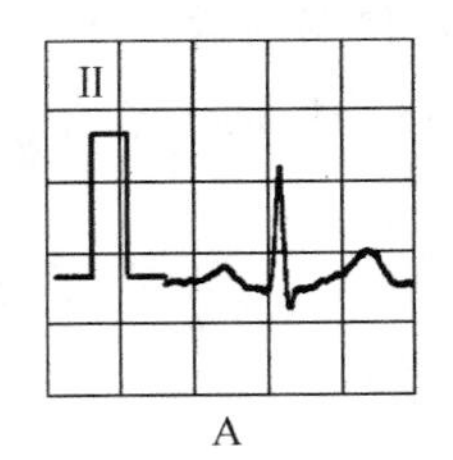

A

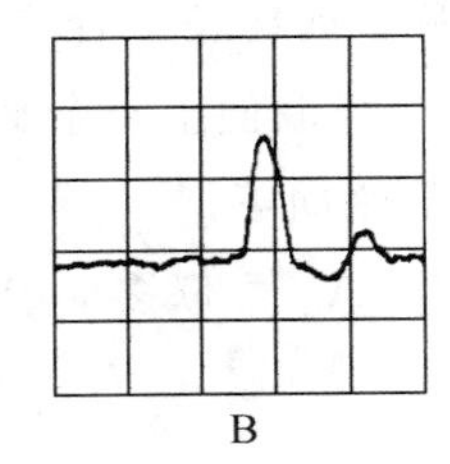

B

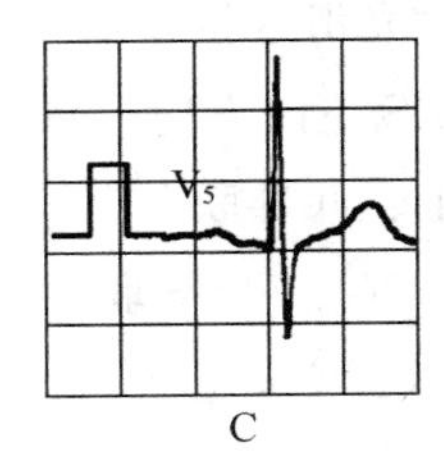

C

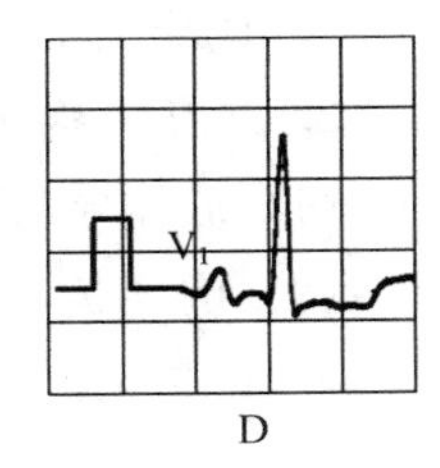

D

图 3-7　正常与异常 QRS 波时间、电压（注意 C、D 图的半电压标准）

A：正常 QRS 波；B：QRS 波时间延长；C：V_5 导联高电压（高 R 波）；

D：V_1 导联高电压（高 R 波）

4. Q（q）波（图 3-8）

（1）形成机制：室间隔最早除极产生，向量向右。

（2）出现：正常左室导联可有小 q 波，V_1（偶 V_2）导联可呈 QS 波，但不可有小 q 波。

（3）正常 q 波：时间＜0.04s，电压＜1/4 R。

（4）病理性 Q 波（异常 Q 波）：除 aVR 导联外，时间＞0.04s，电压＞1/4 R，多见于心肌梗死。

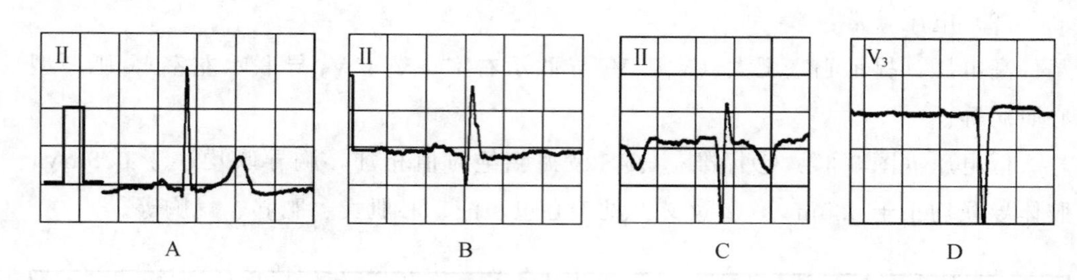

图 3-8　正常与异常 q（Q）波心电图

A：正常 q 波；B：异常 Q 波（电压>1/4R）；C：异常 Q 波（Qr 型）；
D：异常 Q 波（QS 型）

（三）T 波（图 3-9）

T 波向量与 QRS 波向量方向多一致（见图 3-7A，图 3-8A）。

1. 形态　与 ST 段光滑连接，双支不对称，前缓长，后陡直，顶端圆滑。

2. 方向　多与 QRS 主波方向一致。如 V_1 导联向上，余胸导联均应向上。

（1）肢体导联：Ⅰ、Ⅱ导联向上，aVR 导联向下。

（2）胸导联：V_4、V_5、V_6 导联向上，V_2、V_3 导联多向上。

3. 电压　≥1/10 R，多<1.2～1.5mV。

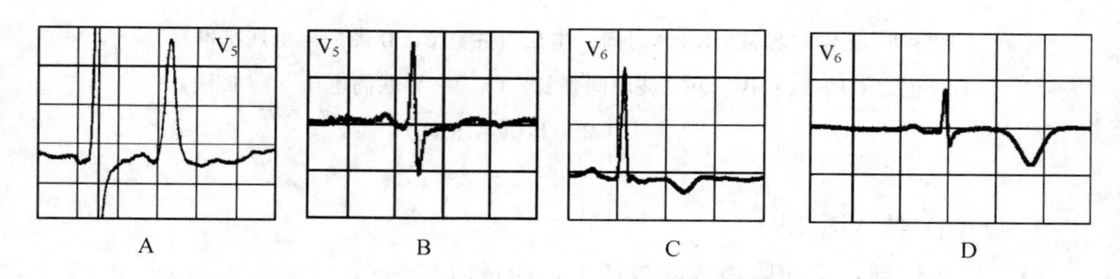

图 3-9　各种异常 T 波心电图

A：T 波高尖；B：T 波低平；C：T 波浅倒置；D：T 波倒置

（四）PR 间期（图 3-10）

正常值：0.12～0.20s。

幼儿：心率快，PR 间期可略短，老人：心率慢，PR 间期可略长（小于 0.22s）。

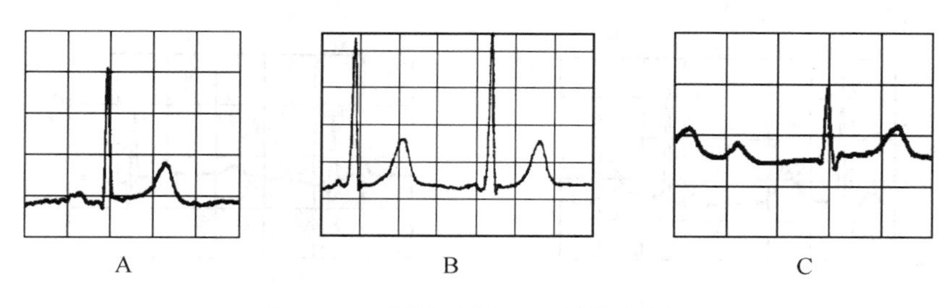

图 3-10 正常与异常 PR 间期心电图

A：正常 PR 间期；B：短 PR 间期；C：长 PR 间期

（五）ST 段（图 3-11）

1. 正常 为一等电位线，终末可轻度偏移。

2. 有时轻度偏移 下移：＜0.05mV；抬高：V_4～V_6 导联及肢体导联＜0.1mV，V_1、V_2 导联＜0.3mV，V_3 导联＜0.5mV；超过上述范围即为异常下移或抬高。

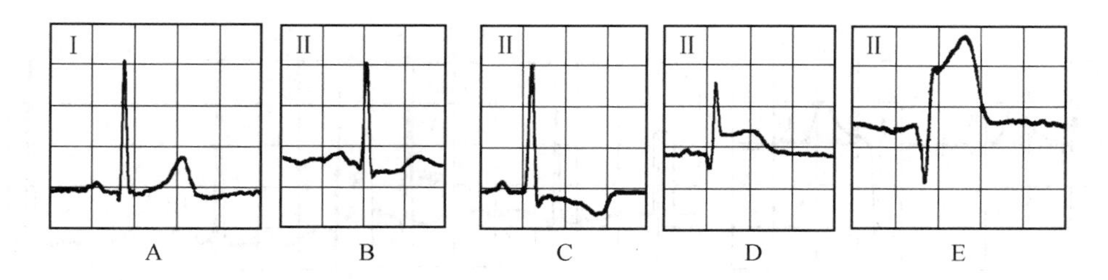

图 3-11 正常与异常 ST 段心电图

A：正常 ST 段；B：ST 段下移；C：ST 段下移；D：ST 段抬高；E：ST 段抬高

（六）QT 间期（图 3-12）

正常值：心率为 60～100 次/分时，0.32～0.44s。

受心率影响大，心率慢时，QT 间期延长；心率快时，QT 间期缩短。

QT_C（校正 QT 间期）$=QT/\sqrt{RR}$，从而排除心率影响。

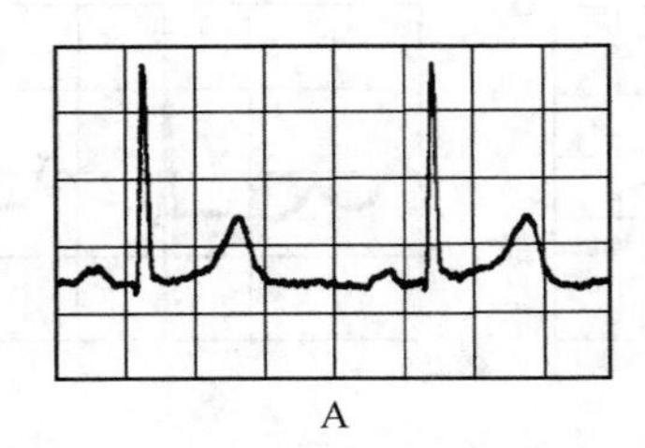

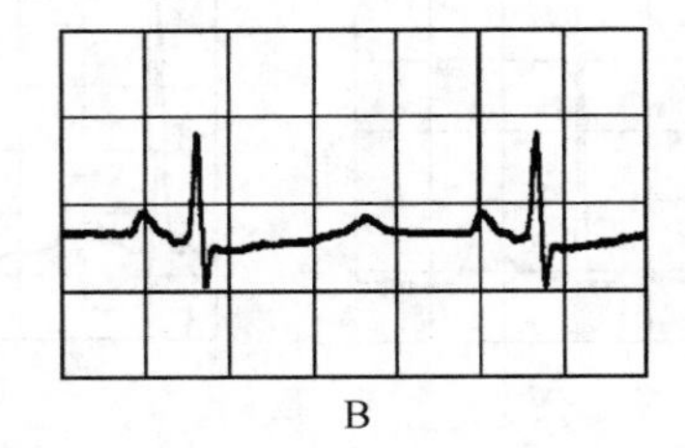

图 3-12 正常与异常 QT 间期心电图

A：正常 QT 间期；B：长 QT 间期

（七）U 波（图 3-13）

1. 位置　多不易看到，于 V_2～V_4 导联容易出现，于 T 波之后 0.02～0.04s 出现，很小。

2. 方向与振幅　方向多同 T 波，振幅小于 T 波的 1/2。

3. 意义　增高见于低血钾等。

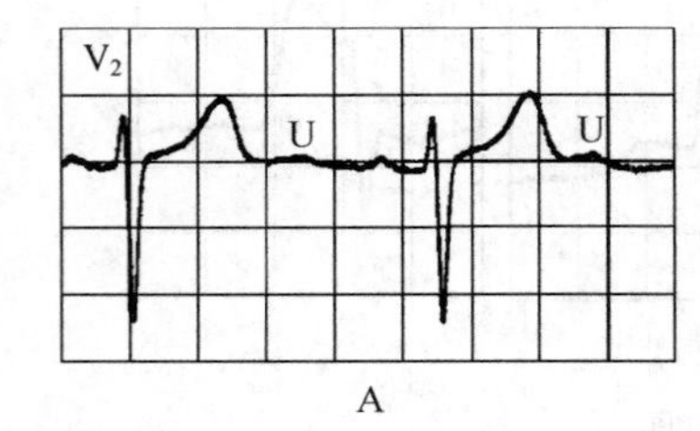

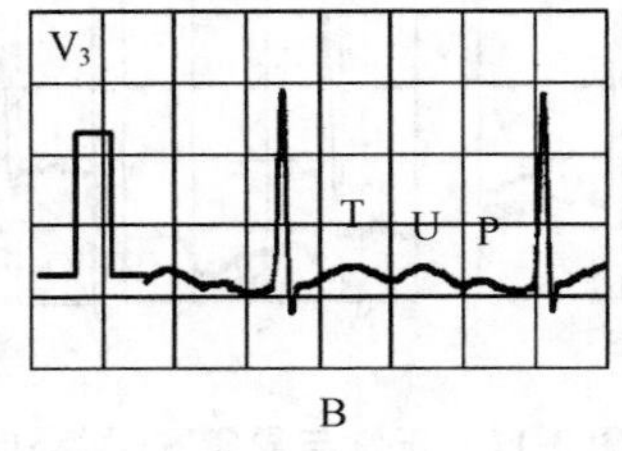

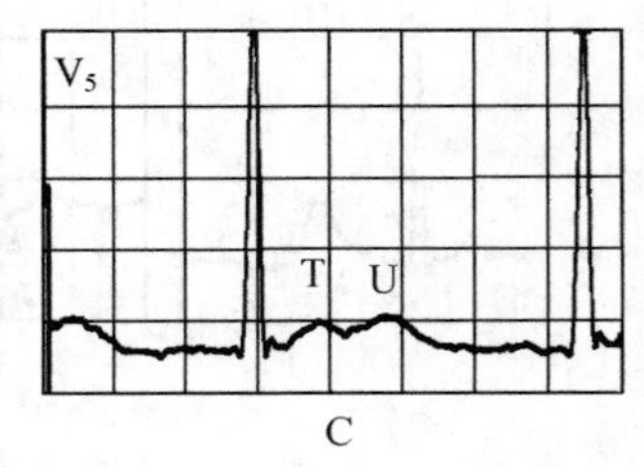

图 3-13 各种 U 波心电图

A：正常 U 波；B：U 波增高；C：U 波增高

要点提示

1. 正常心电图基本特点　P-QRS-T 波顺序出现，律齐，心率 60～100 次/分，窦性心律。

2. P 波　方向正常，时间<0.12s，电压<0.25mV。

3. QRS 波群　主波方向正常，时间<0.12s，电压正常：V_1～V_5（或 V_4）导

联 R 波渐增，S 波渐减，无异常 Q 波。

4. T 波　①形态：双支不对称，前缓后陡。②方向：多与 QRS 主波方向一致，如 V_1 导联向上，余胸导联均应向上。③电压：≥1/10 R。

5. PR 间期　0.12～0.20s。

6. ST 段正常偏移　下移：<0.05mV，抬高：多<0.1mV。

7. QT_C 间期　0.32～0.44s。

疑难解答

1. 心电图正常值太多，如何才能记住呢？

答：正常心电图除基本特征（节律、频率、出现顺序）外，可总结为“一段二期三波”。

“一段”即无上下移位：ST 段：下移<0.05mV，抬高多<0.1mV。

“二期”即长短适中：PR 间期 0.12～0.20s，QT_C 间期：0.32～0.44s。

“三波”（P-QRS-T 波）：①方向正确：aVR 导联均向下，Ⅰ、Ⅱ、V_5、V_6 导联均向上。V_1、V_2 导联 QRS 波向下。②电压不高：P 波<0.25mV；QRS 波：R_{v_1}<1.0mV，R_{v_5}<2.5mV；T 波≥1/10 R 且<1.5mV。③时间不长：P、QRS 波均<0.12s。④无异常 Q 波。

2. 在 12 导联上必须均找到 P 波吗？如有的导联无 P 波正常吗？

答：在心电图诊断中，寻找、判断 P 波非常重要，由于正常 P 波电压不高，在某些导联可能记录不明显。但看不清楚不等于无 P 波，P 波不清时，要在 12 导联仔细寻找，特别是 V_1、Ⅱ导联 P 波清晰，只要在一个导联确定有 P 波，即判定有 P 波。不要轻易得出无 P 波的结论。

3. 正常 R 波递增是什么意思？有何意义？

答：QRS 波群在胸导联必须是正常的 R 波递增，即 V_1～V_5（或 V_4）导联 R 波渐增，S 波渐减。如 V_1～V_6 导联均为大 R 波，或 V_1～V_6 导联均为小 r 波，为异常；V_1～V_5 导联不是渐进性变化的，而是突然变化的，也为异常。

4. 除 aVR 导联外，其他导联出现病理性 Q 波，一定标志有心脏异常吗？

答：不一定。如Ⅲ、aVL 或 V_1 单一导联出现病理性 Q 波，不合并其他异常，可能为正常变异。

5. 正常T波方向多与QRS主波方向一致，那么少数不一致出现在哪些导联呢？

答：判断T波方向正常与否，多应与QRS主波方向比较，T波方向与QRS主波方向不一致的生理情况主要见于V_1（或V_2）导联QRS主波向下，而T波可向上、向下或低平。T波在胸导联的规律是：向右侧导联第一个向上的T波看齐，如V_1导联向上，那么V_2～V_6导联均应向上；如V_1导联向下，但V_2导联向上，那么V_3～V_6导联均应向上。

6. 测量QRS波移位时，基准线是哪一段？

答：正常情况，基线（即TP段）与PR段在同一水平线上，测量以QRS波之前的PR段为准即可，如PR段有偏移，应以TP段为准。

7. QT间期受心率影响大，如心率过快或过慢，一定要看校正的QT间期即QT_C，那么PR间期受心率影响吗？

答：PR间期也受心率影响，但影响较小，当心率过快时，PR间期可略小于0.12s，心率过慢时，可略大于0.20s但小于0.22s。

形象比喻

正常的R波递增，就像一个健康人的成长（图3-14），从胚胎、胎儿期开始，经婴儿到幼儿、少年到成年，逐渐长到最高，最后到老年稍微有所降低。如果将V_1导联比做胚胎或胎儿期，有可能是刚刚结合的受精卵，此时表现为无r波，只是QS波，或是已经形成胚胎或胎儿，表现为小r波。V_2、V_3、V_4、V_5导联上的R波分别对应于婴儿、幼儿、少年、成年阶段，多数正常人成年长到最高，即V_5导联R波达到最高；也有部分人于少年期即达到最高，即V_4导联最高；到V_6导联进入老年期，R波略降。虽然个体之间会有差距，但总的变化规律相同。如果个头总也长不高或一下长得太高，或长到一定高度时，突然严重降低或消失，那一定是严重疾病。R波的长大也同理，不符合正常规律变化的R波，一定反映心脏出现疾患，如心室肥大、心肌梗死、束支传导阻滞等（详见后）。

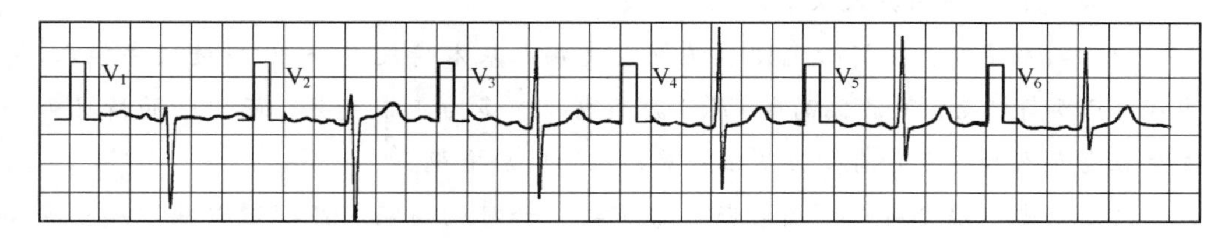

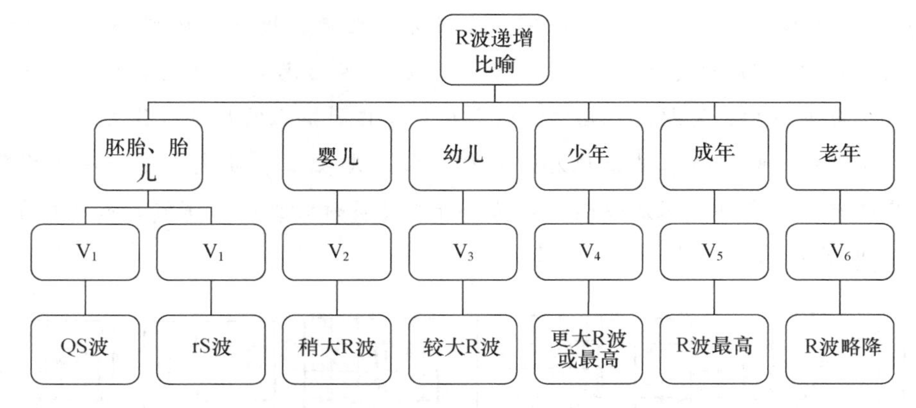

图 3-14 胸导联 R 波递增心电图及比喻图

拓展提高

1. 在做图中，注意波形方向，及时发现心电图异常，排除操作错误。

(1) 肢体导联：正常时，各波形在Ⅱ导联向上，aVR 导联向下，如该二导联方向均异常，应注意有无操作错误，电极位置是否正确。

(2) 胸导联：正常时，V_1～V_5（或 V_4）导联 QRS 波群主波方向由负变正，R 导联由低到高。T 波由负变正，由低到高。如不符合该规律，可能是心脏异常，也可能是电极位置放错或电极脱落，应检查电极位置。

2. 艾因托文平衡（Einthoven's equation）理论

各肢体导联电压关系符合Ⅱ＝Ⅰ＋Ⅲ，即Ⅰ、Ⅲ导联综合波的代数和等于Ⅱ导联综合波的代数和；aVF＋aVR＋aVL＝0。心电图不符合该规律（单通道机可略有差异），提示肢体导联连接错误，应检查连接（注：如果 QRS 波群是正负双向的波形，按其向上、向下波形的代数和计算）。

3. 心电图分析与病人基本情况及病史

（1）基本情况：分析心电图应特别重视病人基本情况，如20岁健康年轻人，出现ST段高起点、T波偏高或QRS波高电压，多为正常变异。而同样的情况如发生在老年人和（或）有心脏基础疾病的人，则应重视。

（2）病史：病史对心电图诊断非常重要，如对胸痛病人怀疑冠心病，应重点看Q波、ST段、T波；长期高血压可导致左室肥厚、慢性肺疾病易引起右室肥厚，应特别重视QRS波电压；肾病、外科胃肠手术后患者易出现电解质紊乱、血钾异常，应重视QT间期、T波、U波电压；心内科病人常用抗心律失常药，应重视QT间期；呼吸科病人易出现房性心律失常、先天性心脏病易合并右房负荷过重，应注意P波电压；风湿性心脏病易合并左房负荷过重，应注意P波宽度等。

4. 正常18导联心电图图形（图3-15）

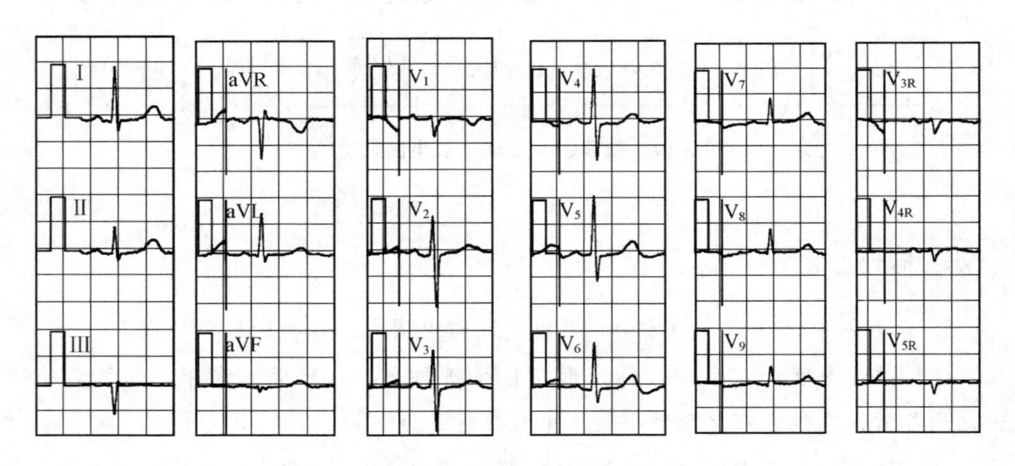

图3-15 正常18导联心电图

特征：V_7、V_8、V_9导联图形近似V_6导联，但R波更低，V_{3R}、V_{4R}、V_{5R}导联图形近似V_1导联，但S波更小

第三章复习总结

一、正常心电图特点

1. 基本情况：心率 60～100 次/分，律齐，窦性心律，P-QRS-T 波顺序出现。
2. P 波：方向、时间、电压正常。
3. QRS 复合波：主波方向、时间、电压正常，无病理性 Q 波。
4. T 波：形态、方向、电压正常。
5. PR 间期：固定，0.12～0.20s。
6. ST 段正常偏移：下移：<0.05mV，抬高：多<0.1mV。
7. QT_C 间期：0.32～0.44s。

二、正常心电图各波电压

复习表 3-1　正常心电图各波电压表

导联	P 波	QRS 波群	T 波（向上）	Q 波
肢体导联	<0.25mV	不能都<0.5mV	≥1/10R 一般<1.5mV	除 aVR 导联外 <1/4 R
胸导联	<0.2mV	不能都<0.8mV R_{V_5}<2.5mV R_{V_1}<1.0mV		

三、正常心电图各波段时间

复习表 3-2　正常心电图各波时间表

导联	P 波	QRS 波群	PR 间期	Q 波	QT（QT_C）间期
时间	<0.12s	<0.12s， 多 0.06～0.10s	0.12～0.20s	除 aVR 导联外 <0.04s	0.32～0.44s

四、正常心电图各波方向

1. 正常心电图各波方向（按导联）

导联	波形	方向
Ⅰ、Ⅱ、aVF（多）：	P、QRS、T	向上
aVR	P、QRS、T	向下
V_5、V_6	P、QRS、T	向上
V_3、V_4	P、T	向上
V_1、V_2	QRS	向下
其余可有多种变化。		

2. 正常心电图各波方向（按波形）

波形	导联	方向
P	Ⅰ、Ⅱ、aVF、V_3、V_4、V_5、V_6	向上
	aVR	向下
	V_1、V_2	向上或双向
QRS	Ⅰ、Ⅱ、V_5、V_6	向上
	aVR、V_1、V_2	向下
T	Ⅰ、Ⅱ、V_4、V_5、V_6	向上
	aVR	向下
其余可有多种变化。		

3. 正常心电图各波方向（总）

复习表 3-3 正常心电图各波方向（总）

导联	P 波方向	QRS 主波方向	T 波方向	总结
Ⅰ	上	上	上	各波均上
Ⅱ	上	上	上	
aVF	上	上下均可	上、下、双向	各波多上
aVR	下	下	下	各波均下
Ⅲ	可双向、低平	上下均可	上、下、双向	各波方向不定
aVL	可双向、低平	上下均可	上、下、双向	

续表

导联	P 波方向	QRS 主波方向	T 波方向	总结
V_1	上，先上后下（上下相等）	下	上、下、双向	T 波可与 QRS 主波方向不一致
V_2	多上	下	上、双向	
V_3	多上	上下均可	多上	RS 近似相等
V_4	上	上下均可	上	
V_5	上	上	上	均上
V_6	上	上	上	
总结	Ⅰ、Ⅱ、aVF 向上，aVR 向下，V_4、V_5、V_6 向上	Ⅰ、Ⅱ 向上，aVR 向下、V_1、V_2 向下、V_5、V_6 向上	Ⅰ、Ⅱ 向上，aVR 向下，V_4、V_5、V_6 向上	Ⅰ、Ⅱ 向上，aVR 向下、V_5、V_6 向上
特别提示	1. 胸导联 R 在 V_1～V_5 导联渐增 2. T 波多与 QRS 主波方向一致（除 V_1、V_2 导联外）。如 V_1 导联 T 波向上，其他胸导联 T 波均向上			

第四章　房室肥大

复习与导入

1. 心房除极（兴奋）产生 P 波，心室除极（兴奋）产生 QRS 波。

2. 心肌细胞多，产生的心电向量大，心电图显示电压高；反之，电压低。

3. 导联反映心脏的部位　左室导联：V_5、V_6、aVL、Ⅰ；右室导联：V_1、V_2。

4. 瞬间心电向量方向相同时，直接相加；不同或相反时，看综合结果。

5. 正常心房除极特点　右房→左右房同时→左房。

6. 正常心室除极特点　室间隔→心室，因左室厚于右室，综合向量结果向左，左胸（左室）导联 QRS 主波向上，右胸（右室）导联 QRS 主波向下。

经典讲解

一、心房肥大

（一）概述

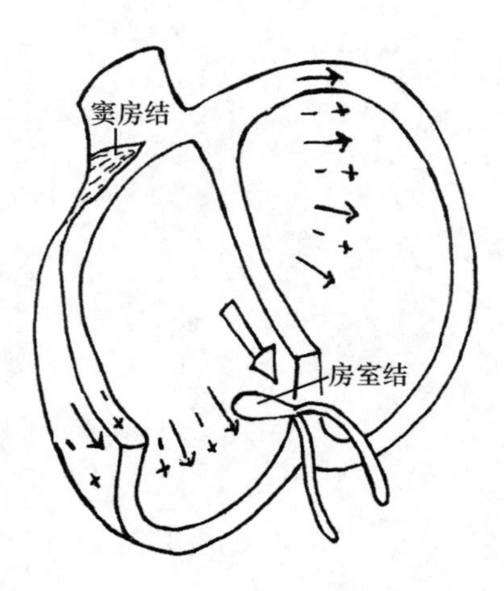

图 4-1　心房内心电传导

1. 正常　心房传导先右后左，中间重叠（图 4-1）。

2. 心房肥大特点（表 4-1）

表 4-1　心房肥大特点

	Ⅱ	V_1（双向时）
正常	形态圆钝 电压正常、时间正常	先正后负 正负相等
右房肥大	形态高尖 电压增高、时间正常	先正后负 正大负小
左房肥大	形态宽或有切迹 电压正常、时间延长	先正后负 正小负大

（二）右房肥大

1. P 波高尖，肢体导联电压≥0.25mV；胸导联≥0.20mV（图 4-2）。

2. V_1 导联　P 波双向时，多正大负小。

3. 又称为“肺型”P 波，于Ⅱ、Ⅲ、aVF 导联最明显。

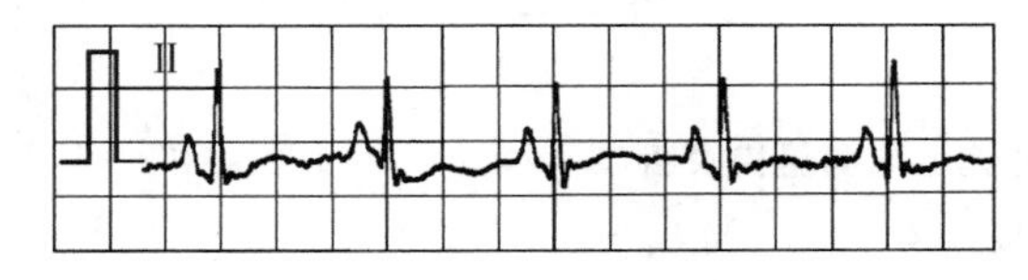

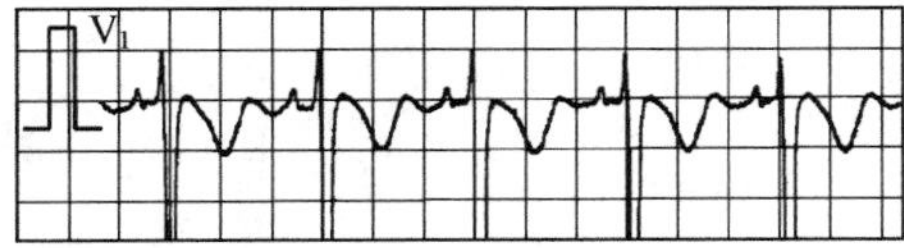

图 4-2　右房肥大（P 波高尖）

（三）左房肥大

1. P 波增宽，时间≥0.12s，常呈双峰，峰间距≥0.04s（图 4-3）。

2. V_1 导联　P 波多正小负大，Ptf_{V_1}≥0.04mm・s（Ptf 为 P 波终末电势：负向波振幅×时间）。

3. 又称为“二尖瓣型”P 波，于Ⅰ、Ⅱ、aVL 导联明显。

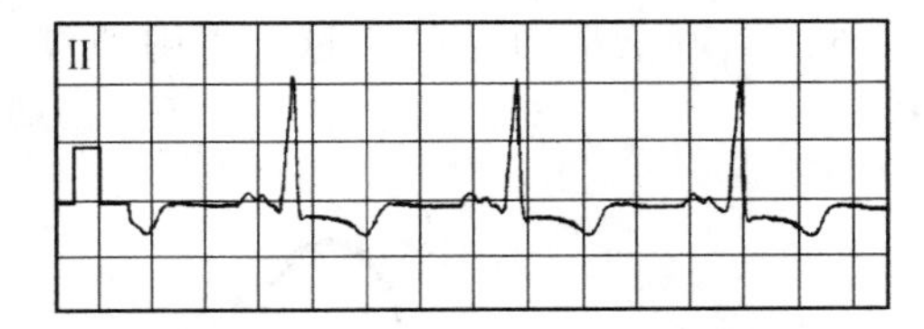

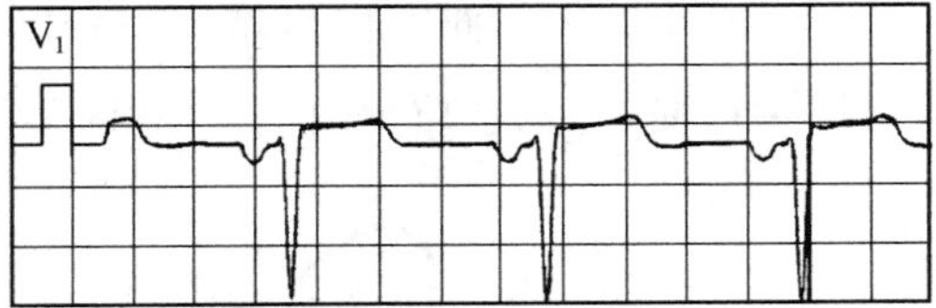

图 4-3　左房肥大

Ⅱ导联 P 波增宽、双峰，峰间距＞0.04s；V_1 导联 Ptf_{V_1}＞0.04mm・s。注意半电压

（四）双心房肥大

右房肥大特征加左房肥大特征。

二、心室肥大

（一）概述

1. 正常　左室壁厚于右室壁，QRS 波最大向量向左下（图 4-4）。

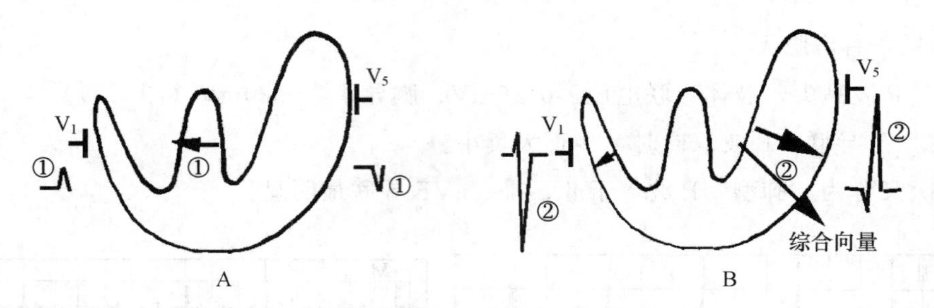

图 4-4 正常心室心电向量模式图

A：室间隔除极；B：左右室除极

A：首先室间隔除极，向量向右，与 V_1 导联正极方向一致，呈小 r 波，与 V_5 导联正极方向相反，呈小 q 波；

B：然后左右室同时除极，左室向量向左而且大（左室厚），右室向量向右而且小（右室薄），结果综合向量向左，与 V_1 导联正极方向相反，呈大 S 波，与 V_5 导联正极方向相同，呈大 R 波，故 V_1 导联多为 rS 型，V_5 导联多为 qR 型。

2．心室肥大（图 4-5）

（1）左室肥大，向左向量更大，左室导联高电压。

（2）右室肥大，向右向量增大，轻则抵消大部或全部向左的向量，重则超过左室向量，综合向量向右，右室导联高电压。

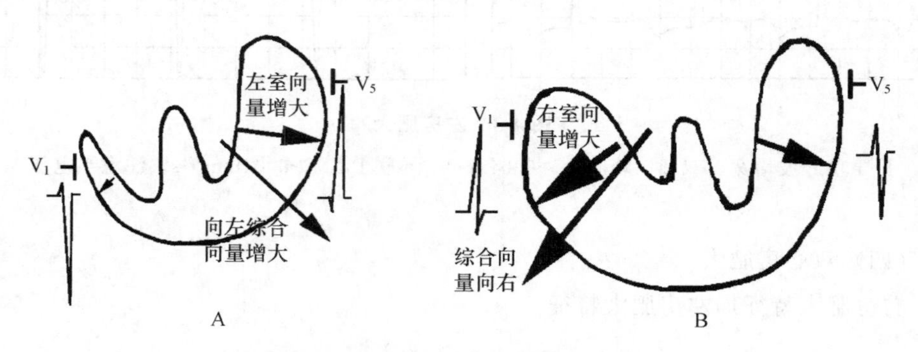

图 4-5 左右心室肥大心电向量模式图

A：左室肥大；B：右室肥大

A：左室肥大，左室向左的向量增大，向左的综合向量增大；

B：右室肥大，右室向右的向量增大，超过了左室向左的向量，综合向量转向右。

（二）左室肥大（图 4-6、图 4-7）

1. 左室导联高电压　胸导联：R_{V_5} ＞2.5mV 或 R_{V_5} ＋S_{V_1} ＞4.0mV（男）或3.5mV（女）。

2. QRS 电轴左偏。

3. ST-T 改变（称伴劳损或负荷过重）　以 R 波为主的导联 ST 段压低，T 波低平或倒置。以 S 波为主的导联（如 V_1 导联）T 波直立。

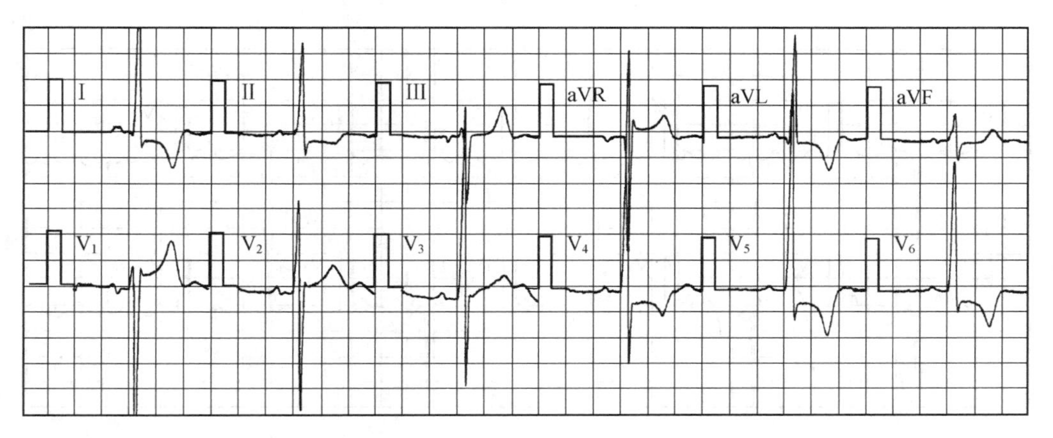

图 4-6　左室肥大

左室导联高电压，电轴左偏，左室导联 ST 段下移、T 波倒置

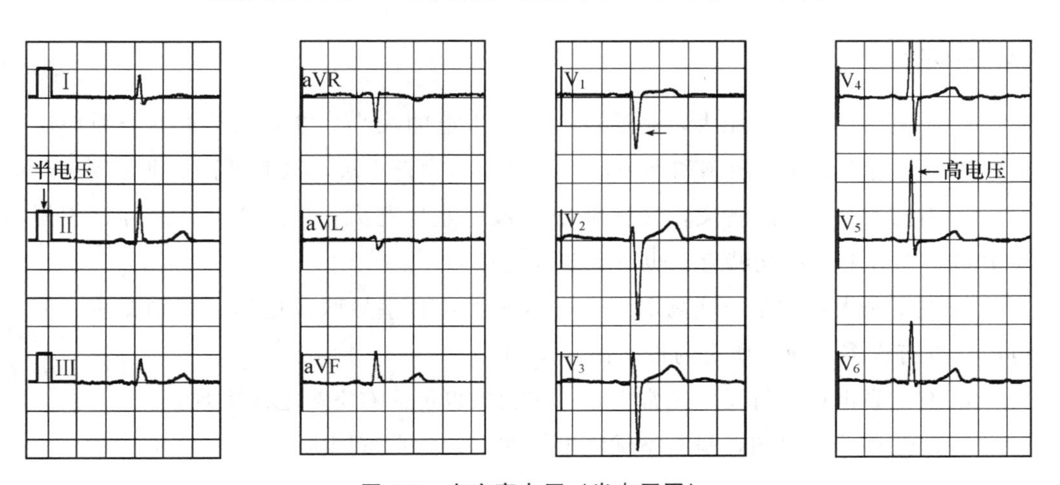

图 4-7　左室高电压（半电压图）

本图为全导联半电压，读图时切勿忘记看定标电压，否则很容易漏诊高电压图形

（三）右室肥大（图 4-8）

1. 右室导联高电压　V_1 导联 R/S≥1，或 R_{V_1} ≥1.0mV 或 $R_{V_1}+S_{V_5}>$ 1.05mV。

2. QRS 电轴右偏。

3. ST-T 改变（称伴劳损或负荷过重）：右胸（V_1、V_2）导联 ST 段压低、T 波倒置。

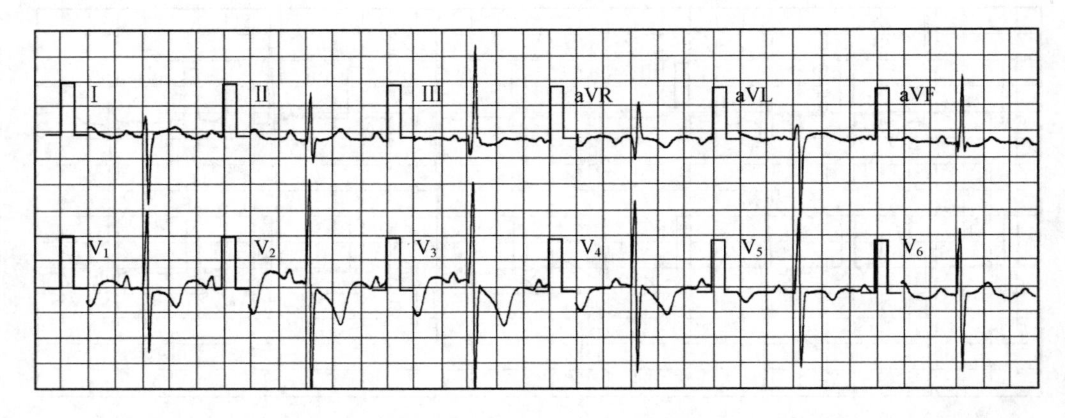

图 4-8　右室肥大（右室导联高电压，电轴右偏，右胸、中胸导联 ST 段下移、T 波倒置）

要点提示

1. 心电图诊断房室肥大，是通过心肌产生电的大小、方向间接推断心肌厚度的，远不如超声心动图敏感和准确，不是最好的检查方法，只能进行辅助诊断。

2. 右房肥大：P 波高尖，又称肺型 P 波；左房肥大：P 波增宽，又称二尖瓣型 P 波。但并非此两病特有，也可见于其他疾病。

3. 左室肥大：左室导联高电压。右室肥大：右室导联高电压。特别提示：高电压标准有许多，前文所讲为最简便常用的。

4. 左室高电压也可见于正常人，右室肥大也可无右室高电压表现。

5. 注意小儿心电图，呈右室优势型，勿误诊为右室肥大。

疑难解答

1. 心电图诊断心房肥大时，肢体导联、V_1 导联两项条件必须全部具备吗？

答：只要符合一项标准即可作出心电图诊断。

2. P 波增宽时，一定是临床左房肥大吗？

答：不一定。P 波增宽时，可能是左房肥大也可能是房内传导阻滞等，如冠心病患者可出现宽大 P 波，故更多称为左房异常。

3. 高尖 P 波一定是临床右房肥大吗？

答：不一定。超声心动图示，高尖 P 波不一定均有右房异常。而且，右房负荷过重也可能无高尖 P 波。所以，心电图诊断的敏感性和特异性都是有限的，只能辅助诊断。

4. 为什么右房肥大的“肺型”P 波在Ⅱ、Ⅲ、aVF 导联最明显？而“二尖瓣型”P 波在Ⅰ、Ⅱ、aVL 导联明显？

答：这是由心房的心电向量方向决定的，正常 P 波向量朝向左下，与Ⅱ导联方向最一致，故Ⅱ导联 P 波最大。但当右房肥大时，P 波向量偏向右，与Ⅱ、Ⅲ、aVF 方向较一致，故于Ⅱ、Ⅲ、aVF 导联高尖 P 波最明显（见图 4-10）。当左房肥大时，P 向量偏向左，与Ⅰ、Ⅱ、aVL 方向较一致，故于Ⅰ、Ⅱ、aVL 导联最明显（图 4-9、图 4-10）。

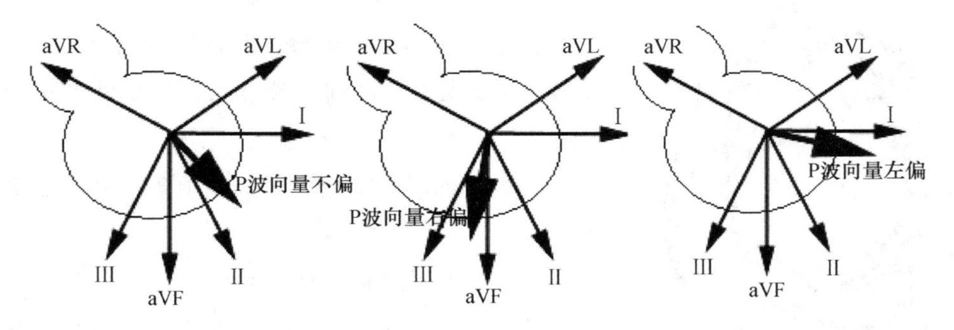

图 4-9 P 波向量模式图

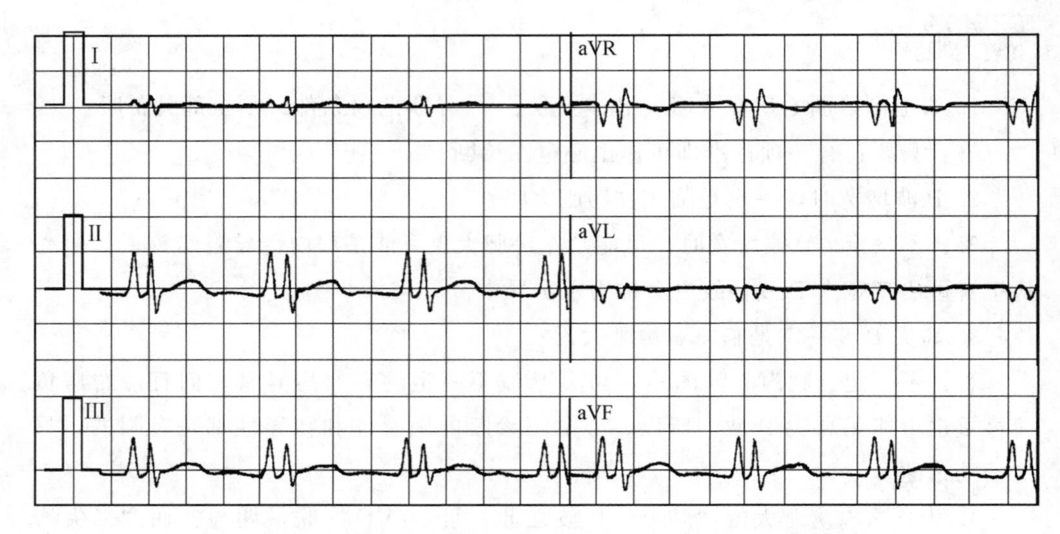

图 4-10 右房肥大（“肺型”P 波在Ⅱ、Ⅲ、aVF 导联最明显）

5. 为什么 P 波在 V_1 导联呈双向时，其正、负向的电压分别反映右房、左房的电压？

答：从解剖角度分析：左右房的位置关系并非纯粹的左右关系，而是右房位于右前下，左房位于左后上（图 4-11），水平面上，右房位于右前，左房位于左后。右房除极向量向前，左房除极向量向后。V_1 导联电极置于右房前，心房除极顺序右房→左右房→左房，所以出现先反映右房的向上波，后出现反映左房的向下的波。

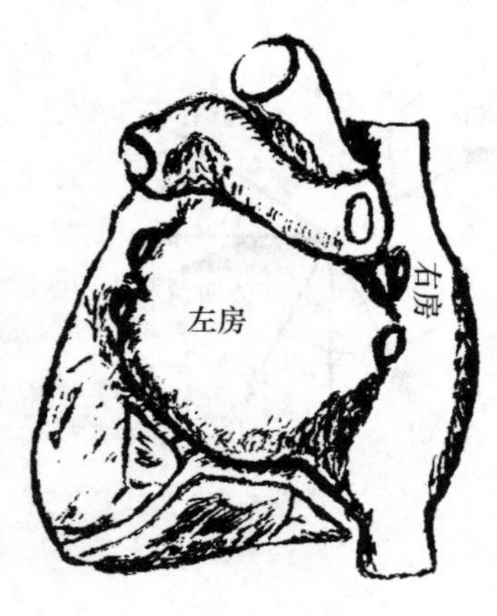

图 4-11 左右房位置示意图（背面观）

6. 心电图诊断心室肥大时，各项条件必须全部具备吗？

答：高电压是必备条件，其他两条具备越多，准确性越大。单纯高电压可只报高电压，不一定是左室肥厚。常用的标准是针对 35 岁以上普通人群的。较瘦的年轻人或运动员，常出现高电压而无异常情况。

7. 为什么心电图诊断右室肥大，敏感性低而特异性高？

答：正常左室3倍厚于右室，综合向量向左，右室壁轻中度肥厚，不超过左室，综合向量方向不会转向右，心电图不会有大的变化，只有右室壁厚于左室壁，综合向量才能向右，出现典型的心电图改变，故其敏感性低而特异性高。

拓展提高

小儿心电图特点（图4-12）

1. 心率快。

2. QRS波呈右室优势型，V_1导联R波大。

3. T波低平、倒置（胸导联V_1～V_3常倒置）。

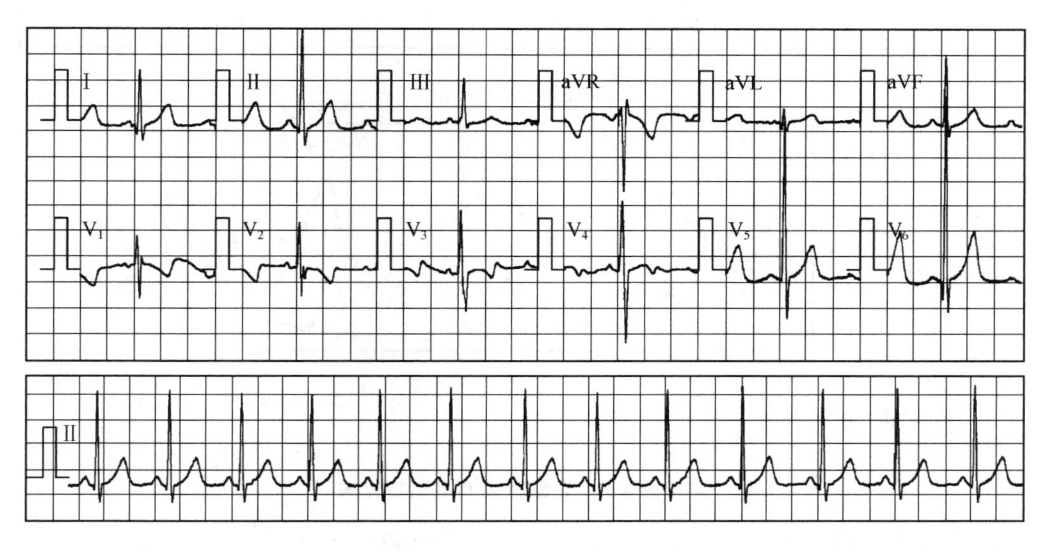

图4-12　5岁小儿正常心电图

第四章复习总结

一、心房肥大

复习表 4-1　心房肥大时 P 波心电图特点表

	Ⅱ	V_1（双向时）
正常	形态圆钝 电压正常、时间正常	先正后负 正负相等
右房肥大	形态高尖 电压增高、时间正常	先正后负 正大负小
左房肥大	形态宽 电压正常、时间延长	先正后负 正小负大

心房肥大 P 波图形

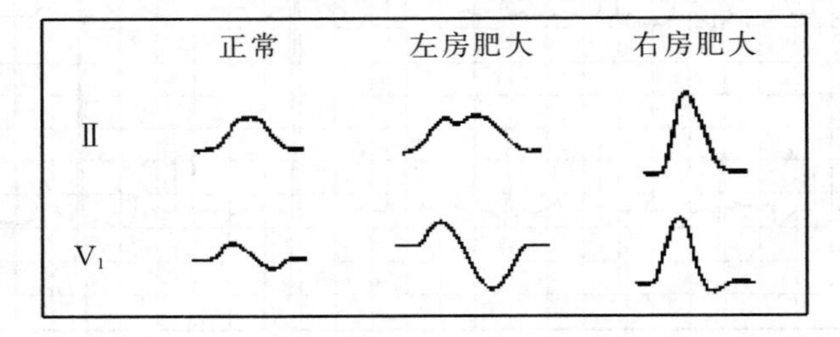

二、心室肥大

复习表 4-2　心室肥大心电图特点表

类型	QRS 波高电压出现的导联	QRS 波高电压标准	电轴	ST 段下移、T 波倒置出现的导联	说明
左室肥大	左室导联 V_5、V_6、 Ⅰ、aVL	R_{V_5} >2.5mV 或 R_{V_5} + S_{V_1} >4.0mV（男） 或 3.5mV（女）	左偏	左室导联 V_5、V_6、 Ⅰ、aVL	高电压可见于正常人，特异性差
右室肥大	右室导联 V_1、V_2	V_1 R/S≥1 或 R_{V_1} ≥1.0mV 或 R_{V_1} + R_{V_5} >1.05mV	右偏或不偏	右室导联 V_1、V_2	轻中度可无右室高电压，敏感性差
说明	高电压为必备条件，其他可辅助心电图诊断，但超声心动图是更准确的诊断方法				

心室肥大 QRS 波图形

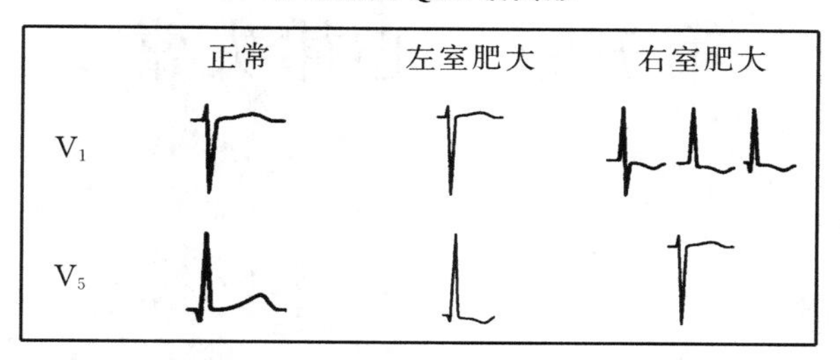

三、房室肥大

右房肥大：P 波高尖：肢体导联 P 波电压≥0.25mV；V_1 导联 P 波双向时正大负小。

左房肥大：P 波增宽：时间≥0.12s，或双峰的峰间距≥0.04s。V_1 导联 P 波双向时正小负大。

左室肥大：左室导联高电压：$R_{V_5}>2.5mV$ 或 $R_{V_5}+S_{V_1}>4.0mV$（男）或 3.5mV（女）；电轴左偏；ST-T 改变。

右室肥大：右室导联高电压：V_1：R/S≥1，或 $R_{V_1}\geq1.0mV$ 或 $R_{V_1}+S_{V_5}>1.05mV$；电轴右偏；ST-T 改变。

第五章　心律失常

复习与导入

1. 正常心电图

（1）心率：60～100次/分。

（2）心律齐。

（3）心电活动正常：①起搏正常：窦性心律。②传导顺序正常：P-QRS-T波顺序出现。③传导时间正常（P波、QRS波＜0.12s；PR间期：0.12～0.20s）。

2. 心律失常

（1）窦性心律失常：心动过速、心动过缓、心律不齐。

（2）异位起搏：①期前收缩（提前）、逸搏（延后）；②心动过速；③扑动和颤动。

（3）传导异常：①传导阻滞：窦房传导阻滞、房内传导阻滞、房室传导阻滞、室内传导阻滞；②传导途径异常：预激综合征。

第一节　窦性心律

经典讲解

一、窦性特点

1. P波向量正常　Ⅰ、Ⅱ、aVF导联向上，aVR导联向下（可简化为Ⅱ导联向上、aVR导联向下）。

2. P波（基本）规律出现。

二、正常窦性心律

窦性特点，心率 60～100 次/分，节律齐（图 5-1）。

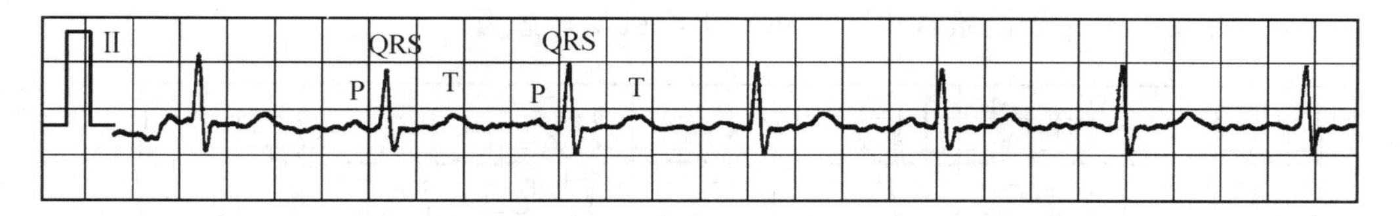

图 5-1 正常窦性心律（心率约 75 次/分）

三、窦性心动过速（图 5-2）

1. 心电图特点　窦性特点，心率＞100 次/分。

2. 意义　多见于健康人交感兴奋时，也见于甲状腺功能亢进、贫血、发热等病理状态。

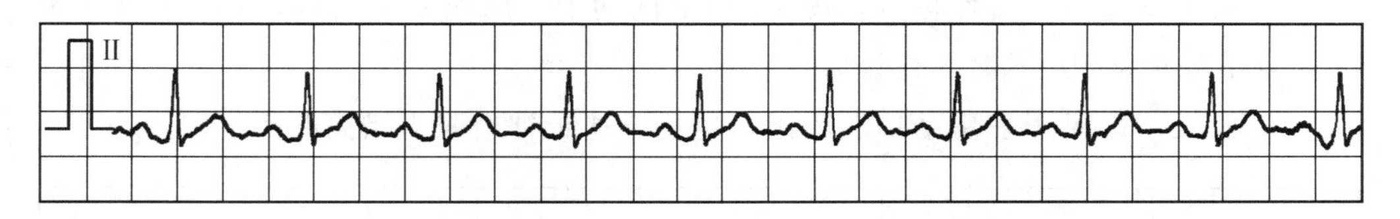

图 5-2 窦性心动过速（心率约 105 次/分）

四、窦性心动过缓（图 5-3）

1. 心电图特点　窦性特点，心率＜60 次/分。

2. 意义　多见于健康人睡眠状态，运动员，也见于甲状腺功能减退、窦房结病变等病理状态。

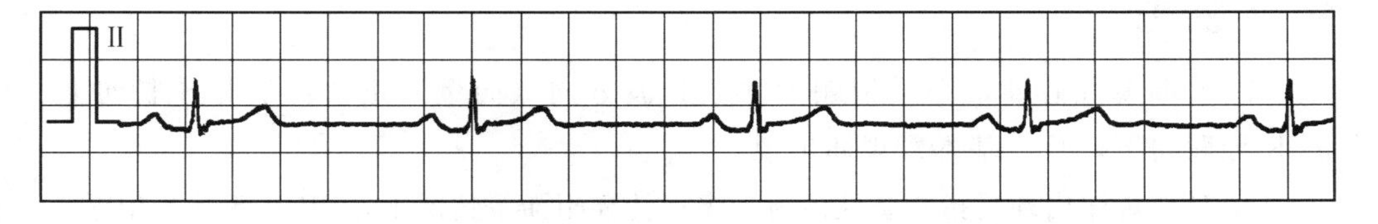

图 5-3 窦性心律不齐、窦性心动过缓（心率约 55 次/分）

五、窦性心律不齐（图 5-4）

1. 心电图特点　窦性特点，同导联上 PP 间期差距＞0.12s。

2. 意义　多见于健康青少年，也见于心脏疾病患者。

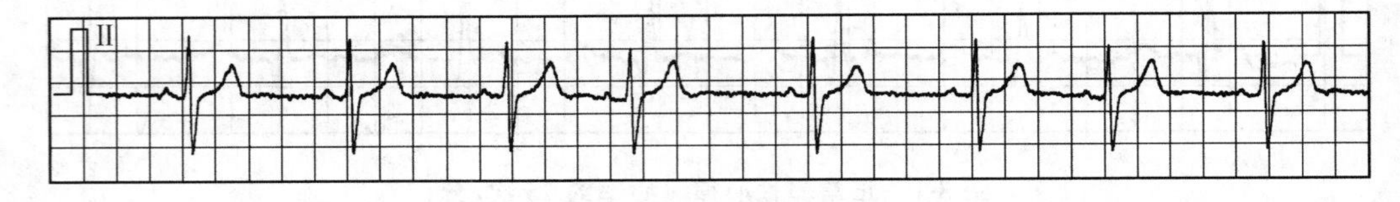

图 5-4　窦性心律不齐

节律不齐、无规律可循，第 4、5 搏之间 PP 间期延长为 5 大格半（约 1.1s），第 3、4 搏之间 PP 间期短，不到 4 大格（约 0.75s），PP 间期差距＞0.12s

六、窦性停搏（图 5-5）

1. 心电图特点　窦性特点，规律的 PP 间期中，出现 P 波脱落，形成长 PP 间期，且不是正常 PP 间期的整数倍。

2. 意义　多见于窦房结功能障碍，也见于迷走神经张力增高时等。

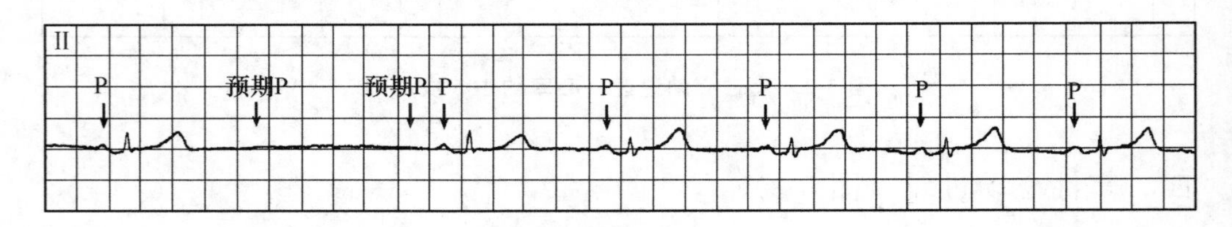

图 5-5　窦性停搏

长 PP 间期，不是正常 PP 间期的整数倍

要点提示

1. 判断窦性心律，必须依赖 P 波，P 波方向（向量）正常：于Ⅱ导联向上、aVR 导联向下，且（基本）规律出现。

2. P 波规律出现是指非窦性停搏、窦房传导阻滞等情况下，PP 间期基本相等。

3. 只要主导心律为窦性，即为窦性心律。

疑难解答

1. 窦性心律不齐也可有较长 PP 间期，与窦性停搏如何区别？

答：窦性心律不齐多受呼吸影响，屏气时，不齐消失。窦性停搏不受呼吸影响。图形特点上比较：窦性心律不齐 PP 间期变化无规律，长短不一，但最长 PP 间期＜最短 PP 间期的 2 倍。而窦性停搏是在规律的 PP 间期基础上，出现较长 PP 间期，可大于正常 PP 间期的 2 倍，且这一长间期内可能出现逸搏。

拓展提高

起搏点与心电图：

一般情况（无房室传导阻滞）下，自律性最高（起搏频率高）的起搏点控制整个心脏，其他具有自律性的细胞（如房室结等）仅具有传导兴奋作用，其自身的自律性不能被表现出来，称为潜在起搏点。

第二节　期前收缩（早搏）

复习与导入

1. 窦性起搏　由窦房结起搏心脏为窦性起搏，该次搏动为窦性搏动。

2. 窦性搏动特点　P 波方向正常（Ⅱ导联向上、aVR 导联向下），规律出现。

2. 异位起搏　由窦房结以外的心肌、房室结、浦肯野纤维等起搏心脏，为异位起搏。

经典讲解

一、概述

1. 异位起搏　不连续：为期前收缩（早搏）、逸搏。

连续≥3 个：异位心动过速、逸搏心律、扑动和颤动。

2. 期前收缩概念　异位起搏点提前于窦房结发出激动。

3. 常用术语

（1）联律间期：又称偶联间期、配对间期，早搏与其前窦性搏动之间的时距（图 5-6）。

（2）代偿间歇：早搏与其后窦性搏动之间的长间歇（图 5-6）。

①代偿间歇完全：联律间期＋代偿间歇＝2 倍窦性心动周期。

②代偿间歇不完全：联律间期＋代偿间歇＜2 倍窦性心动周期。

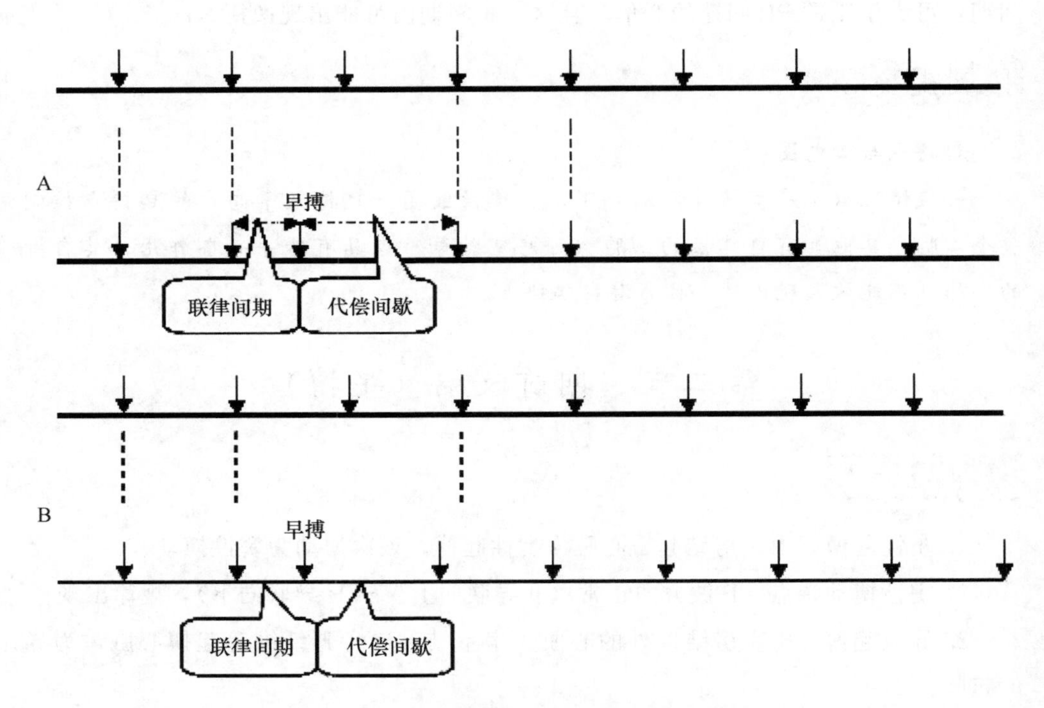

图 5-6　期前收缩联律间期与代偿间歇示意图

A：上图：正常窦性心律（律齐），下图：偶发期前收缩（代偿间歇完全）；

B：上图：正常窦性心律（律齐），下图：偶发期前收缩（代偿间歇不完全）

（3）单源性：联律间期、形态均相同的早搏。

（4）多源性：联律间期不等、形态不同的早搏。

（5）多形性：联律间期相等但形态不同的早搏。

（6）频发性：每分钟＞5 次。

（7）二联律：1次正常窦性搏动+1次早搏，连续≥3次。

（8）三联律：2次正常窦性搏动+1次早搏，连续≥3次。

（9）成对（连发）：连续出现两个早搏。

4. 临床意义　偶发早搏多见于正常人，交感兴奋时易诱发，多无需治疗。频发、多源、二联律、三联律等，多发生在器质性心脏病、药物等基础上，应以治疗原发病为主。

二、房性早搏（房早）

1. 机制（图5-7）

房内传导异常：P波异常 房室传导正常：PR间期正常 心室内传导多正常：QRS波群多正常

房内（起搏点）——房室结——希氏束——……——心室肌

异常（P′）　　　　正常（P′R间期＞0.12s）　　　　正常（窄QRS波）

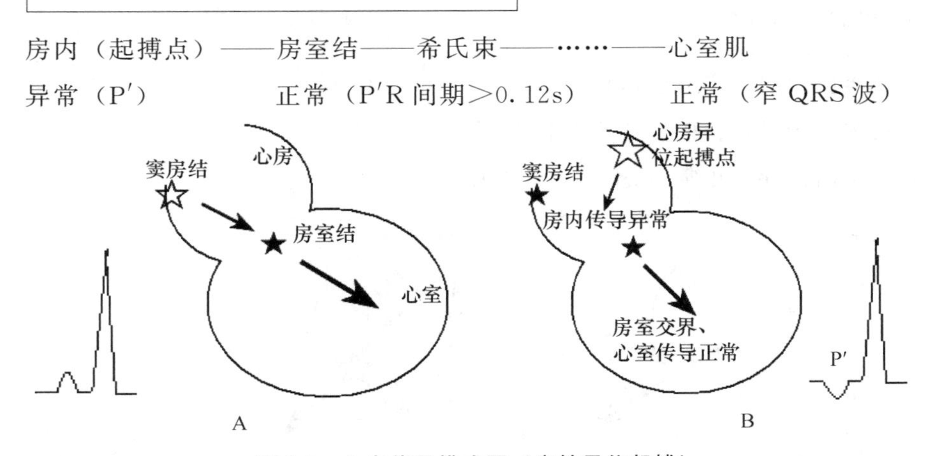

图5-7　心电传导模式图（房性异位起搏）

A：窦性起搏、正常传导（正常P波、PR间期）。窦房结起搏的心电传导顺序：窦房结起搏，经心房传导至房室交界区，再到心室。

B：心房异位起搏（异常P′波、P′R间期＞0.12s）。心房异位起搏的心电传导顺序：心房异位起搏点起搏，传至心房的心电向量方向不同于窦性起搏，故P波形态不同于窦性P波，称P′波。向下经完整的房室交界区传至心室，同窦性搏动，故P′R间期＞0.12s，QRS-T波多正常

2. 心电图特点（图 5-8）

（1）提前出现的 P′波（P′波表示与窦性 P 波不同的 P 波，可正可逆）。

（2）P′R 间期＞0.12s。

（3）QRS-T 波多正常。

（4）多为不完全代偿间歇。

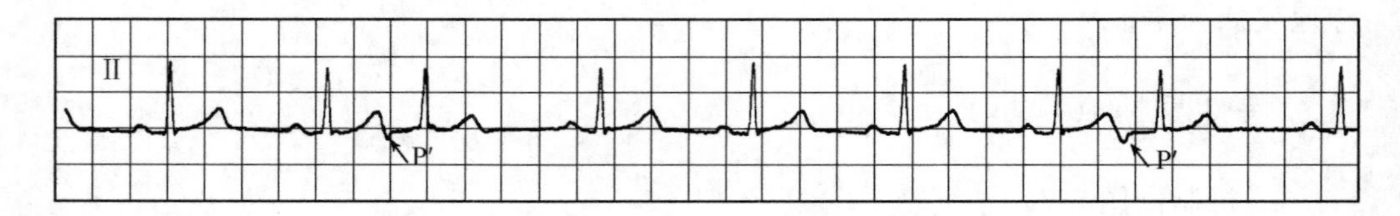

图 5-8　房性早搏（第 3、8 搏动提前逆 P′、P′R 间期＞0.12s、QRS 波正常）

三、交界性早搏

1. 机制（图 5-9）

交界区向房、室分别传导 房内传导异常：P 波异常或不见 心室内传导多正常：QRS 波群多正常

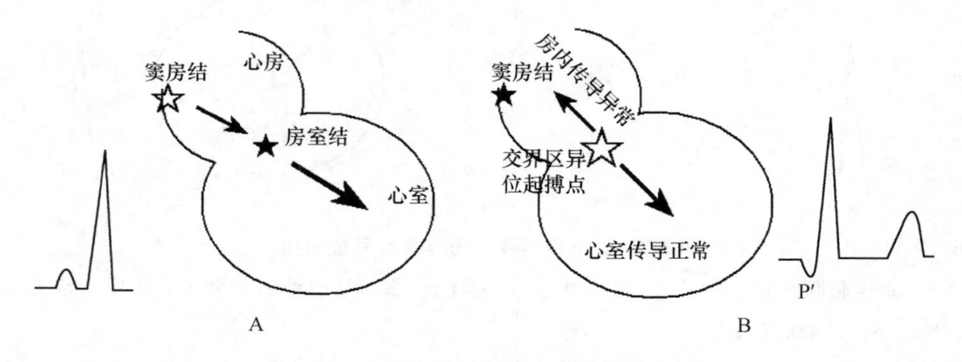

图 5-9　交界性异位起搏心电传导模式图

A：窦性起搏，正常传导（正常 P 波、PR 间期）；B：房室交界区异位起搏心电传导顺序：交界区异位起搏点起搏，传至心房的心电向量方向与窦性起搏时相反，故 P 波与窦性 P 波反向（逆 P′）。传至心室同窦性，故 QRS-T 波多正常

房室交界区起搏　向上——心房肌

异常（逆 P′）

向下——希氏束——束支——心室肌

正常（窄 QRS 波）

2. 心电图特点（图 5-10、图 5-11）

（1）提前出现的 QRS-T 波，且多正常。

（2）前无 P 波，或有逆行 P′波（可在 QRS 波前或后）。

（3）P′R 间期＜0.12s 或 R P′间期＜0.20s。

（4）多为完全性代偿间歇。

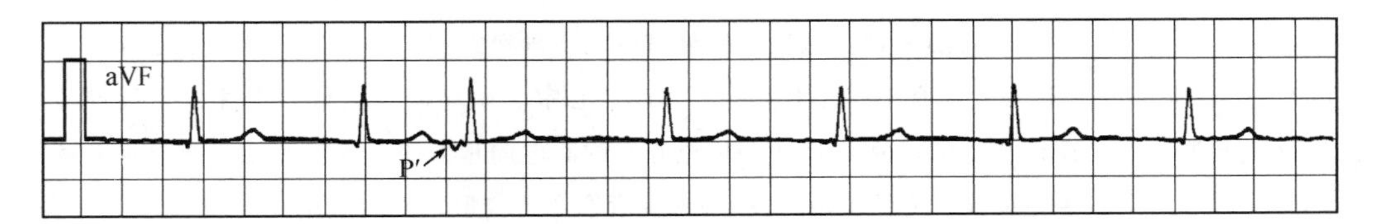

图 5-10　交界性早搏（第 3 搏提前逆 P′波，P′R 间期＜0.12s，QRS 波正常）

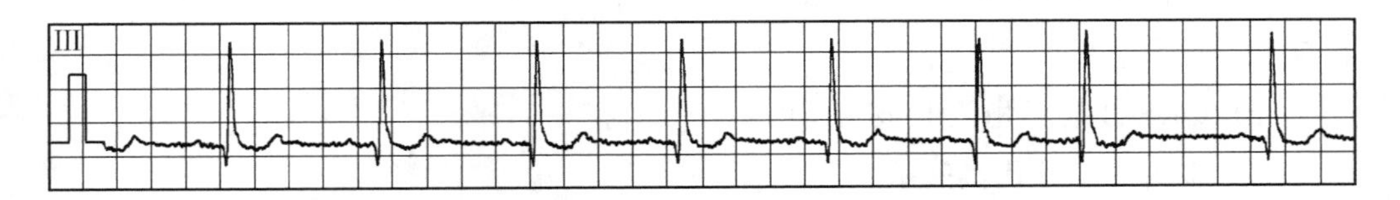

图 5-11　交界性早搏（第 7 搏提前出现窄 QRS 波，前无 P′波）

四、室性早搏（室早）

1. 机制（图 5-12）

异位起搏多不能逆传房内，无 P′波。 无房室传导：无 PR 间期。 心室内传导异常：QRS 波异常。

室内（起搏点） —— 心室肌

无 P′波、无 P′R 间期 异常（宽 QRS 波）

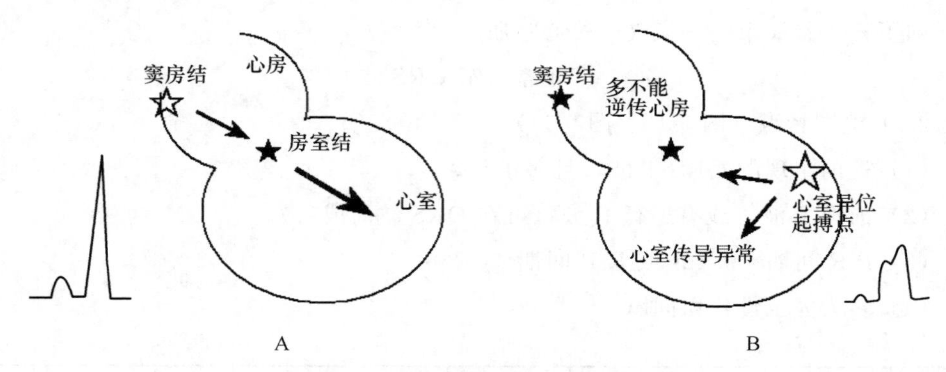

图 5-12 室性异位起搏心电传导模式图

A：窦性起搏，正常传导（正常 P 波、PR 间期）；B：心室异位起搏心电传导顺序：室性异位起搏点起搏，不能逆传至心房，故无 P′波，传至心室的心电向量方向不同于窦性起搏，且未经心传导系统，传导缓慢，故 QRS 波形态宽大畸形，不同于窦性

2. 心电图特点（图 5-13 至图 5-15）

（1）提前出现 QRS-T 波，QRS 波宽大畸形，T 波方向多与 QRS 主波方向相反。

（2）QRS 波前无相关 P 波。

（3）多为完全性代偿间歇。

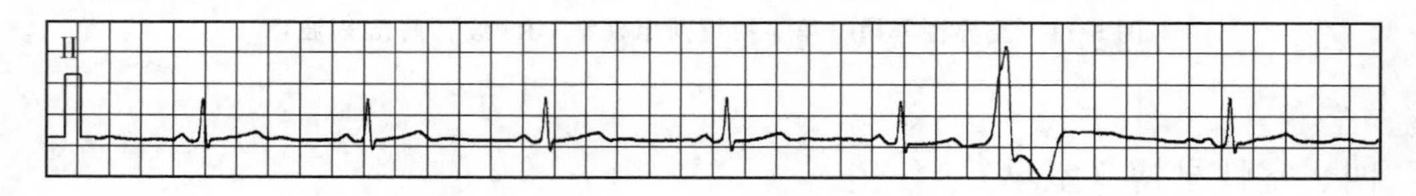

图 5-13 偶发室性早搏（第 6 搏提前宽 QRS 波、前无 P′波）

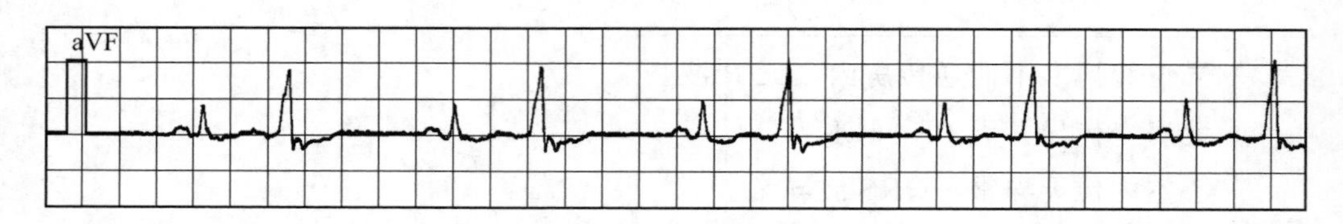

图 5-14 室性早搏二联律

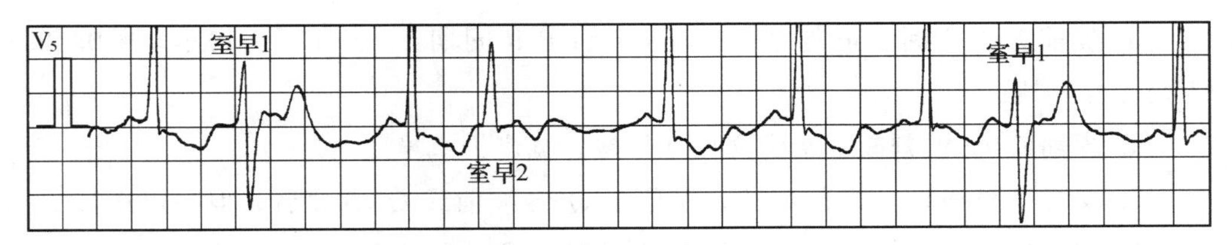

图 5-15 多源性室早

附：逸搏（图 5-16、图 5-17）

在窦房结不能按期发放电冲动或冲动不能下传心室时，下位起搏点启动被动、延后的保护性反应。异位起搏点可以是房性、交界性或室性起搏点。其心电图形态同早搏，只是出现的时间不是提前而是延后。

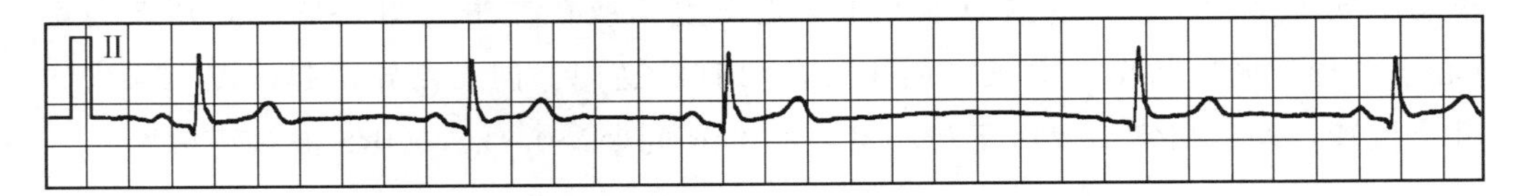

图 5-16 交界性逸搏

第 3 搏后出现长间歇，后出现前无 P 波的窄 QRS 波，之后窦性节律又正常

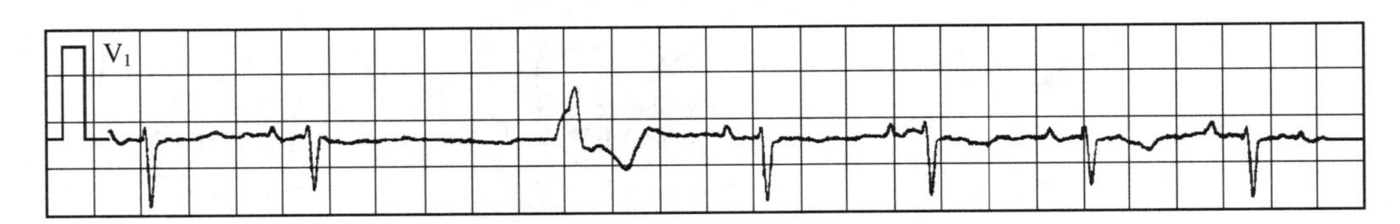

图 5-17 室性逸搏

第 2 搏后出现长间歇，后出现前无 P 波的宽 QRS 波，之后窦性节律又正常

要点提示

1. 早搏为在规律心搏的基础上出现提前搏动，故必先找到正常规律，然后比较出提前。

2. 房早 提前 P′波；室早：提前宽 QRS 波；交界性早搏：提前窄 QRS 波或逆向 P′波。

3. 提前 P′波判断　正向为房早，逆向看 P′R 间期：＞0.12s 为房早，＜0.12s 为交界性早搏。

4. 提前 QRS 波判断　窄为交界性早搏；宽多为室早。

5. 交界性早搏时，如有 P′波，可位于 QRS 波前或 QRS 波后，但一定逆行。

6. 特别提示　QRS 波宽大畸形时，可为室早，也可为房早、交界性早搏，应看前面有无相关 P 波，无相关 P 波才能确定室早。

疑难解答

1. 房早必定有提前的 P′波。为什么有时正向，有时逆向呢？

答：P′波方向视起搏点的位置而定，起搏点位置偏右上，近窦房结（图 5-18B)，P′波向量（心电传导方向）与窦性 P 波方向基本一致，则 P′波正向，但形态不同于窦性 P 波；起搏点偏左下，近房室结或在左房（图 5-18C)，P′波向量（心电传导方向）与窦性 P 波方向相反，则 P′波逆向。但无论异位起搏点在心房的哪个位置，均经房室交界区下传心室，故 P′R 间期＞0.12s，QRS 波多正常。

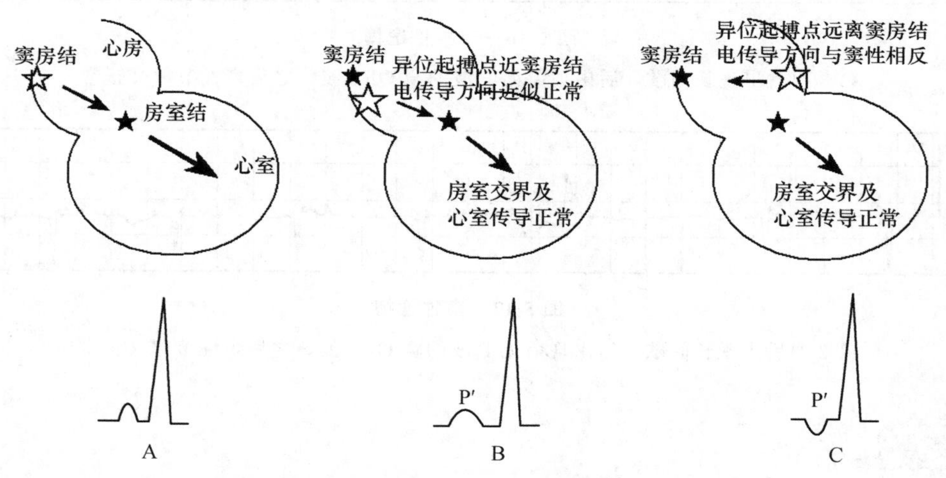

图 5-18　心电传导模式图（房性异位起搏出现不同 P′波）

A：正常 P 波、PR 间期；B：正向 P′波、P′R 间期＞0.12s；C：逆向 P′波、P′R 间期＞0.12s

2. 为什么交界性早搏 P′波与 QRS 波有多种表现和关系呢？

答：正常窦性心律中 P 波与 QRS 波关系，可从 PR 间期看出，PR 间期反映电从心房开始传至心室所用时间，重点反映房室交界区传导功能。而交界性早搏的PR（或RP）间期意义完全不同（或者说没有真正意义上的PR间期），是交界区起搏点上传心房与下传心室同时进行，具体要看起搏点的位置及向上、向下传导的快慢、有无（图5-19）。

交界性早搏P′波与QRS波关系：

（1）只下传，不上传，无P′波。

（2）上下同时传：①房室同步表现为P′波与QRS波融合，不见P′波，只见QRS波；②心房快于心室，表现为P′R（P′波在前，QRS波在后）；③心室快于心房，表现为RP′（QRS波在前，P′波在后）。

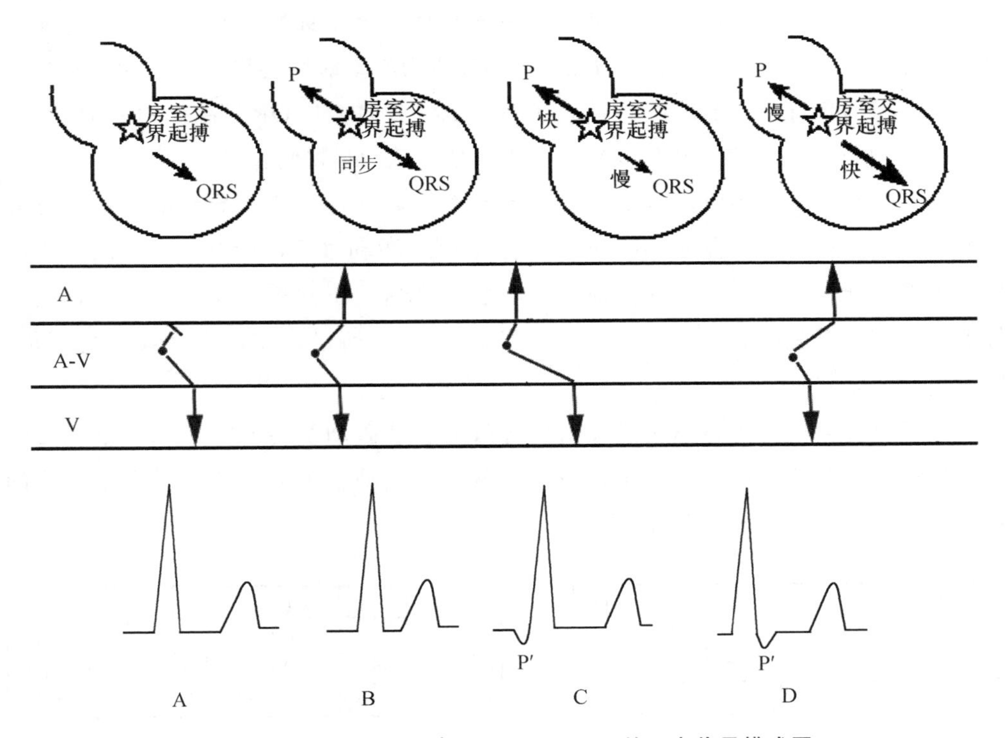

图5-19　交界性早搏P′波与QRS波关系的心电传导模式图

A：激动只下传、不上传，只有QRS波，无P′波；B：激动向房室同步传导，QRS波与P′波融合，不见P′波；C：激动上传心房快于下传心室，P′波在前，QRS波在后，P′R间期<0.12s；D：激动下传心室快于上传心房，QRS波在前，P′波在后，R P′间期<0.20s

3. 为什么室早时，QRS波宽大畸形？而室上性（窦性、房性、交界性）早搏多为窄QRS波？

答：当激动从起搏点→房室结→希氏束→左、右束支→浦肯野纤维→心室肌时，经正常心传导系统，传导速度快，左右室同步，故心室内传导时间短，表现为窄QRS波（QRS波时限：0.06～0.08s）。所以室上性起搏时，多为窄QRS波（少数情况下为宽QRS波，原因为室内差异性传导或束支传导阻滞，详见后）。而当心室内起搏时，起搏点在某一心室内，该侧心室肌先激动，然后再传导至对侧心室肌，左右室不同步，传导速度慢，故表现为宽QRS波（QRS波时间>0.12s）。

4. 为什么QRS波宽大畸形时，伴有ST-T异常？

答：因为室内传导途径及传导速度异常，从心电生理讲，为除极方向与速度异常。那么，心室肌的复极也会异常。而ST段为心室缓慢复极，T波为心室快速复极，所以出现继发性ST-T改变（ST段、T波方向多与QRS主波方向相反）。

5. 为什么早搏后多有代偿间歇？有无代偿间歇的早搏吗？

答：代偿间歇的形成，是由于心肌的兴奋性周期性变化所导致的，每部分心肌的心电周期均为：兴奋期-不应期，当心肌刚被激动过后，会有一段时间的不应期，不能传导电激动。当早搏提前引起心肌激动后，正常窦性激动下传时，就正好遇到该部分心肌的有效不应期（已被提前激动），所以该窦性激动就不能下传，因而出现代偿间歇。

如果早搏较早，而心率较慢，当早搏后的窦性激动下传时，该部分心肌已经过了提前激动后的不应期，处于兴奋期，该窦性激动就可能下传，而无早搏后的代偿间歇，表现为插入性早搏（图5-20）。

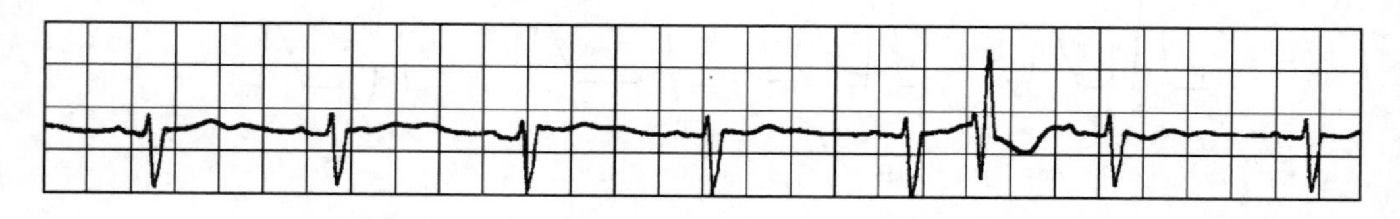

图5-20 插入性室性早搏（早搏后无代偿间歇）

6. 为什么房性早搏代偿间歇多为不完全性，而室性早搏多为完全性？

答：因房性异位起搏点距窦房结近，易逆传至窦房结，扰乱了窦房结的正常节律。而室性异位起搏点距离窦房结远，多未能逆传至窦房结，未影响窦房结的正常节律。

7. 为什么室性早搏时无P波，窦房结暂停发放指令了吗？

答：室性早搏时，心室异位激动多不能逆传至心房，所以一般不会产生逆向P′波，但窦房结仍然正常发放指令，传导至心房肌，应有正常窦性P波，但不能传至心室肌，因房室结和心室肌已被异位起搏点提前激动，窦性激动到达时，正处于有效不应期而不能下传。而提前的宽大畸形QRS-T波多与窦性P波重叠，将其掩盖，所以多不见P波。实际上在心电图中常能见到P波的痕迹（图5-21）。

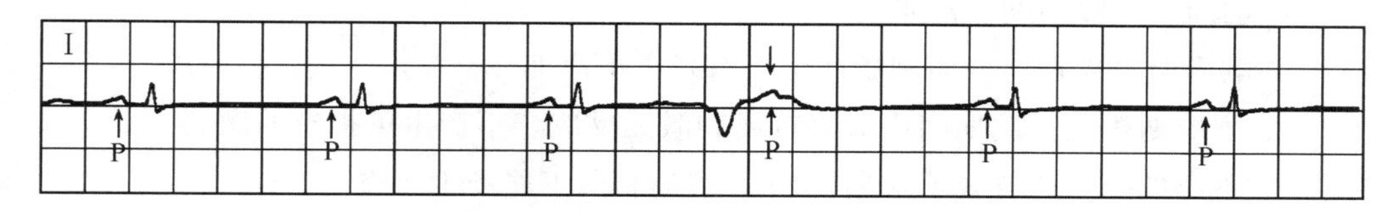

图5-21　室性早搏中的窦性P波

上下箭头共指之处为第4个窦性P波隐藏在室性早搏的ST-T中

8. 为什么有的早搏在听诊或摸脉搏时不能够发现？

答：听诊或摸脉搏时，感觉到的搏动是心室收缩的结果，如果激动未能到达心室肌，不引起心室收缩，就不能感觉。如房早未下传，只有心房肌收缩，无心室肌收缩。此时在听诊或摸脉搏时仅发现心脏节律不齐。

9. 何为R on T室早？有何临床意义？

答：室性早搏提前较多，联律间期非常短，早搏的R波落在前一心搏的T波峰值附近（图5-22），此早搏就称为R on T室早，而此期正好是心室肌的易损期，易诱发室性心动过速、心室颤动。

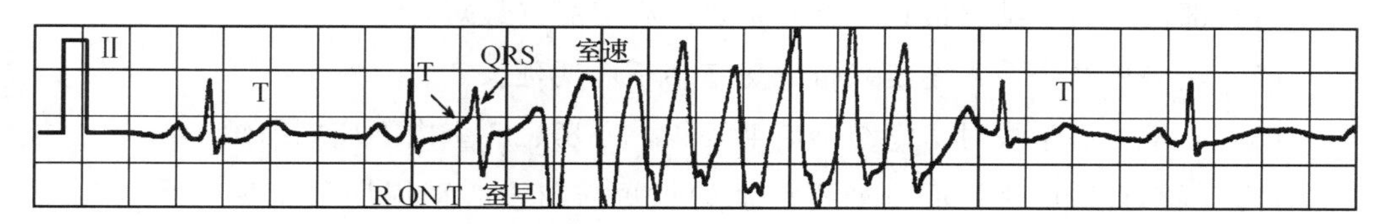

图5-22　R on T室早诱发短阵室速

10. 早搏是否均需治疗？

答：治疗与否应依早搏的特点及临床情况确定。一般情况，偶发早搏属正常不需治疗，但频发、二联律、三联律、多源性、多形性、成对的室早通常被认为是需要干预的。对于 R on T 室早，可能是危险的，易诱发室性心动过速、心室颤动，应积极处理。

基础链接

不应期与心电图

心动周期：收缩期＋舒张期

心电周期：兴奋期（阈刺激产生兴奋）＋不应期

1. 不应期概念　此期间内对兴奋或刺激无反应，不产生可扩布的激动。

2. 不应期分类　有效不应期：2～4 倍阈刺激不能产生兴奋。

相对不应期：2～4 倍阈刺激能产生兴奋。

3. 不应期与心电图　（以心室肌为例）

（1）有效不应期：相当于心电图 QRS 波、ST 段及 T 波前部。

（2）相对不应期：相当于心电图 T 波其余部分。

（3）全不应期：相当于心电图 QT 间期。

4. 易损期

（1）位置：相对不应期起始部分，T 波峰值前 20～30ms。

（2）原因：心肌在相对不应期初始阶段，兴奋性刚恢复，各部分心肌兴奋性的有无及产生先后不均，易发生传导延缓或单向阻滞，从而形成折返，导致颤动。

（3）意义：易损期病理性增宽时，易发生颤动。

5. 不应期长短影响因素

（1）部位：房室结（最长）＞心室肌＞心房肌（最短）。

（2）迷走神经张力：迷走兴奋→房室结不应期延长。

（3）心率：心率快时房室结不应期延长，心房、心室内不应期缩短。

（4）频率自适应性：心室肌不应期的长短与前一心动周期呈正变关系（前一周期心率慢，后一周期不应期长）。

形象比喻

1. 心传导系统的等级制度与早搏、逸搏

心传导系统是等级森严的：等级高低是由其自律性（即能够自动发放电冲动的频率）决定的。正常情况下：窦房结等级最高（60～100 次/分），房室交界区次之（40～60 次/分），心室肌最低（20～40 次/分）。窦房结为当然的上级。

如果上级（窦房结）正常发放指令，但下级主动提前篡权造反（自律性异常增高），即出现早搏。篡权者级别越低，领导能力越差，对病人心脏功能影响越严重。所以，室早比房早、交界性早搏危险性大。

如果是上级（窦房结）无能或不作为，导致未能按期发放指令或发放指令太慢，下级为了保证心脏正常搏动，为全身正常供血，会被动替代发放起搏指令（但频率慢），即出现逸搏。逸搏起搏点级别越高，领导能力越强。交界性逸搏比室性逸搏效果更好。

2. 不应期与休息（图 5-23）

每个心肌细胞就像人一样，必须劳动-休息-劳动，表现在机械活动上就是收缩期-舒张期-收缩期，表现在电活动上就是兴奋期-不应期-兴奋期。不应期就是休息期。

有效不应期就如同劳动者刚劳动结束，正在凌晨 1 点钟酣睡时，用超过平常几倍高的铃音也无法唤醒，当然无法使其进入劳动中。所以此时到达的电激动不能下传。

相对不应期则似睡到早晨 5 点钟，用高的铃音可以唤醒，但尚未完全睡醒，劳动效率会很低，所以此时到达的电激动传导缓慢。

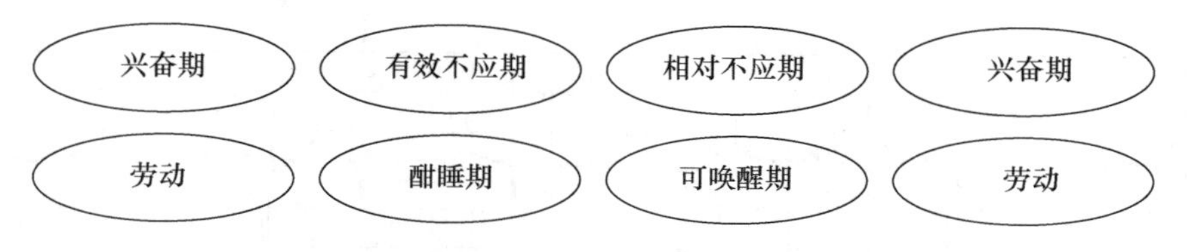

图 5-23　心电周期比喻图

拓展提高

1. 阿什曼（Ashman）现象

即传导组织不应期的长短与其前面一个心动周期的长度有关。周期长，不应期也长，周期短，其不应期也短，因此，在1个长周期后出现的心搏将有较长的不应期，其后的心搏较早时，便容易落在前一心搏的不应期上，发生室内差异性传导，此即Ashman现象。即长周期—短配对（联律间期）—宽QRS波。房早、心房颤动时较为常见。

2. 特殊类型的房早

房早下传时，依早搏提前程度的不同，可出现不同心电图表现：①可正常下传：P′R间期正常，QRS波群正常；②可缓慢下传：P′R间期延长；③可伴室内差异性传导：QRS波群增宽；④可未下传：后无QRS波群。

- 早搏较早：经房室结下传到心室时，正遇到束支某部分（经常是右束支）的不应期，心室传导缓慢，故QRS波宽大畸形。心电图：P′波后QRS波宽大畸形，又称房早伴室内差异性传导（图5-24）。
- 早搏更早，下传到房室结时，就遇到其相对不应期，房室结传导缓慢，故P′R间期延长，>0.20s，又称房早伴缓慢传导。
- 早搏再早（常在前一T波位置），下传房室结及心室肌时遇到其有效不应期，心电被阻断。心电图特点：P′波后无QRS波，又称房早未下传（图5-25）。

P′波特别早时，常与其前的T波叠加（图5-25），甚至到ST段，必须仔细寻找与辨认。特别对T波的分析，仔细与其前后的正常T波比较，叠加了P波的T波形态异常：常呈双峰或前陡后缓或较高等。出现得特别早与T波叠加的P′波常不能下传心室，后面常出现长间歇。

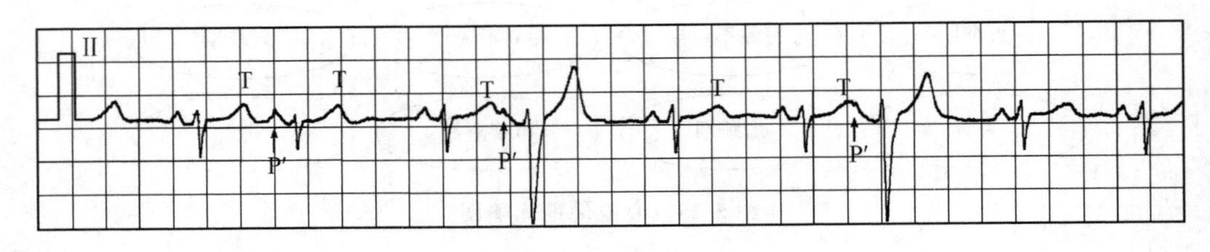

图5-24 房性早搏伴差异性传导

第2搏为房性早搏，P′波后QRS波正常，第4、7搏P′波特别早，与其前的T波叠加，P′波后QRS波宽大畸形，为房早伴室内差异性传导

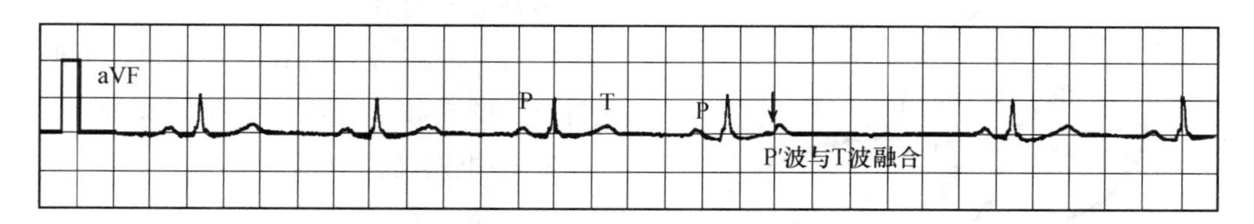

图 5-25　房性早搏未下传

特别早的 P′波落在 T 波上，后无 QRS 波群，出现长间歇

第三节　异位心动过速

复习与导入

正常起搏：起搏点——窦房结，心律——窦性，正常起搏频率——60～100 次/分。

异位起搏：起搏点——窦房结以外，心律——异位，频率——可快、可慢、可正常。

按起搏早晚：提前于窦性——早搏；延后于窦性——逸搏。

按起搏点位置：房性、交界性、室性。

经典讲解

一、概述

1. 定义　连续≥3 个早搏，称异位心动过速。

2. 分类

(1) 按起搏点分：房性、交界性、室性。

(2) 按发作形式分：阵发性（突发突止）、非阵发性（逐渐加快、慢慢停止）。

(3) 按发生机制分：折返性（阵发性）、自律性增高性（加速性）。

二、阵发性室上性心动过速（室上速）

包括房性心动过速、与房室交界区相关的心动过速，多指与房室交界区相关

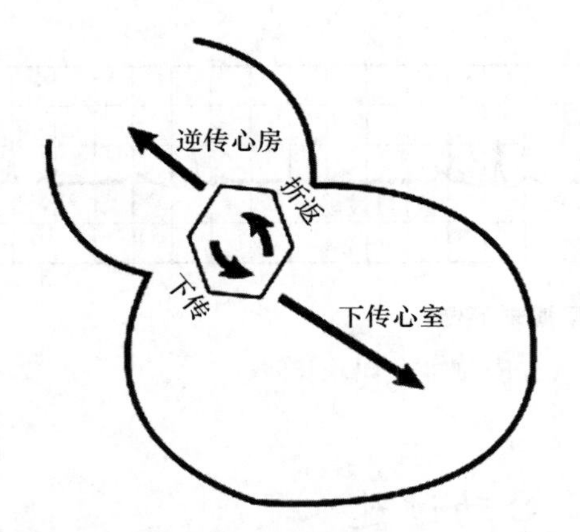

图 5-26 阵发性室上性心动过速机制示意图

的折返性心动过速。

1. 机制 房室间存在两条通路，可形成折返（图 5-26）（详见“拓展提高”）。

2. 心电图特点（图 5-27）

（1）突发突止。

（2）节律绝对整齐。

（3）心室率多 160～250 次/分。

（4）QRS 波多正常。

（5）P 波多无或不易辨认。

3. 意义 多不属于器质性心脏病。

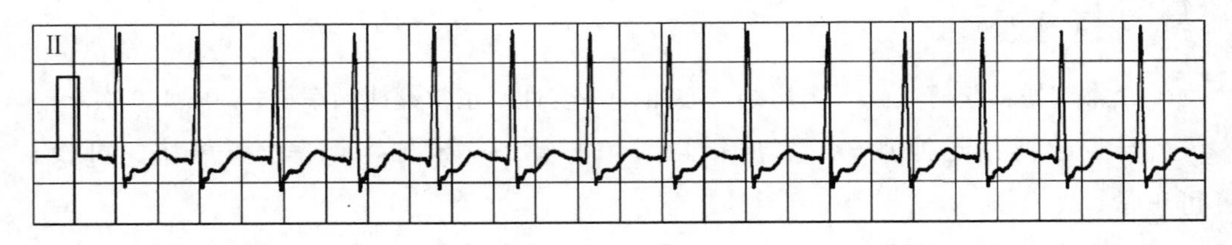

图 5-27 阵发性室上性心动过速（无 P 波，心室率约 180 次/分，律齐，窄 QRS 波）

三、室性心动过速（室速）

按持续时间分：持续性：＞30s，须处理；非持续性：＜30s，观察。

复发性单形性室速是最常见的阵发性室速。

1. 机制 多为折返性。

2. 心电图特点（图 5-28）

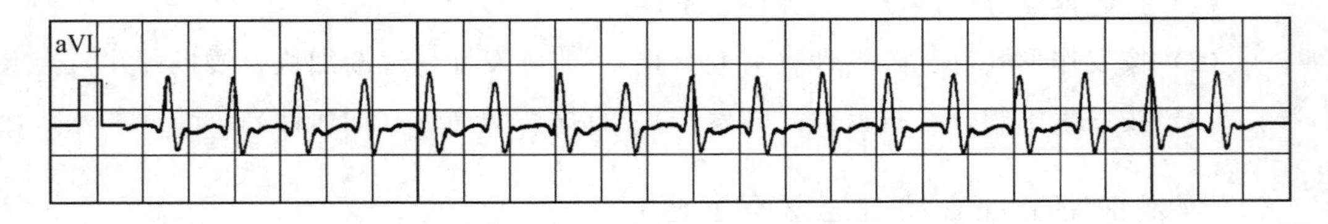

图 5-28 室性心动过速（无相关 P 波，心室率约 200 次/分，律齐，宽 QRS 波）

（1）心律可稍不齐。

（2）心室率多 140～200 次/分。

（3）QRS 波宽大畸形，T 波与 QRS 主波方向相反。

（4）如发现 P 波，依据房室分离（心房率<心室率，PR 间期不固定），心室夺获，室性融合波可确诊。

3. 意义　多为器质性心脏病，也可为特发性。

四、非阵发性心动过速（加速性自主节律）

1. 机制　自律性增高。

2. 心电图特点（图 5-29、图 5-30）

（1）发作形式：心率逐渐变化，渐起渐止。

（2）频率近窦性：交界性：70～130 次/分；室性：60～100 次/分。

（3）波形：同阵发性心动过速。室上性多为窄 QRS 波，室性为宽 QRS 波。

3. 分类　房性、交界性、室性。

4. 意义　多见于药物中毒、器质性心脏病等。

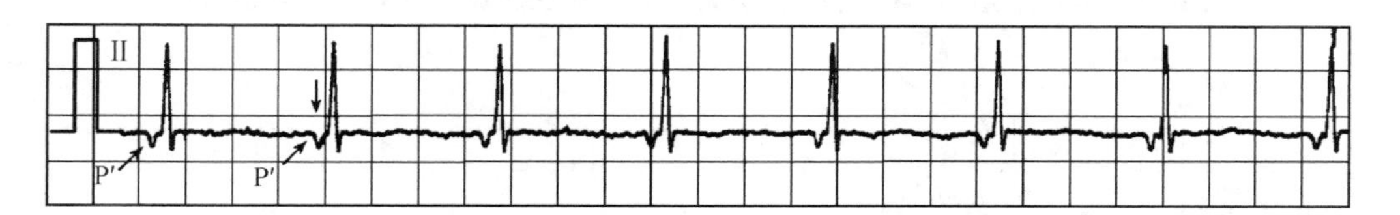

图 5-29　加速性交界性自主心律（非阵发性交界性心动过速）

QRS 波前逆 P′波，P′R 间期<0.12s，心室率约 85 次/分

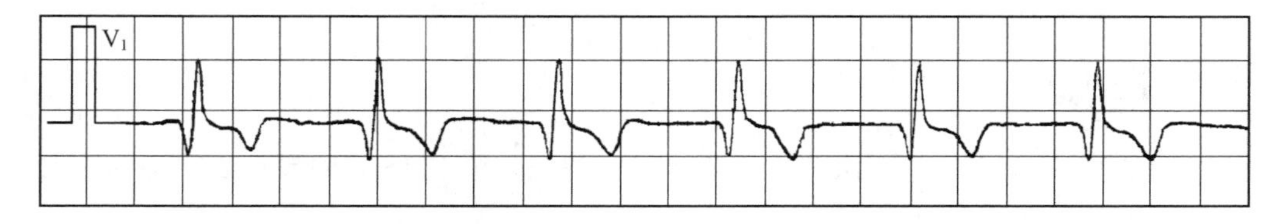

图 5-30　加速性室性自主心律（非阵发性室性心动过速）

QRS 波前无 P 波，宽 QRS 波，T 波与 QRS 主波方向相反，心室率约 80 次/分

五、尖端扭转型室速

1. 原因　长 QT 间期引起。

2. 心电图特点　宽而不规则的 QRS 波，方向不断变化。

3. 临床意义　反复发作性晕厥或阿斯综合征。病情严重，易致心室颤动。

附：逸搏心律（图 5-31、图 5-32）

异位心动过速是提前的、主动的、快速的心律，而逸搏心律是延后的、被动的、缓慢的保护性心律。逸搏心律同样可分为房性、交界性、室性，其心电图图形特点同早搏，频率缓慢，符合其正常能够发放冲动的频率（房室交界区：40～60 次/分，心室：20～40 次/分）。

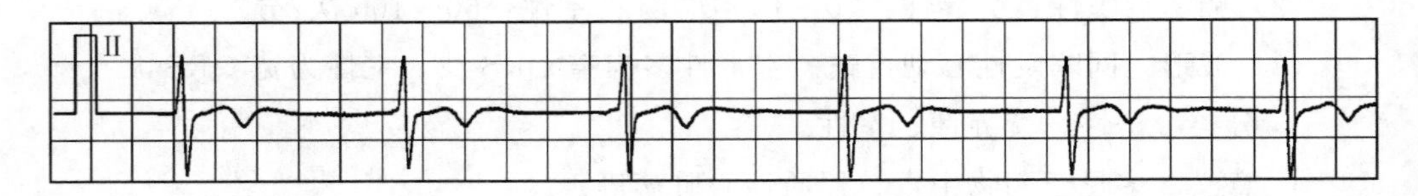

图 5-31　交界性逸搏心律（QRS 波前无 P 波，窄 QRS 波，心室率约 55 次/分）

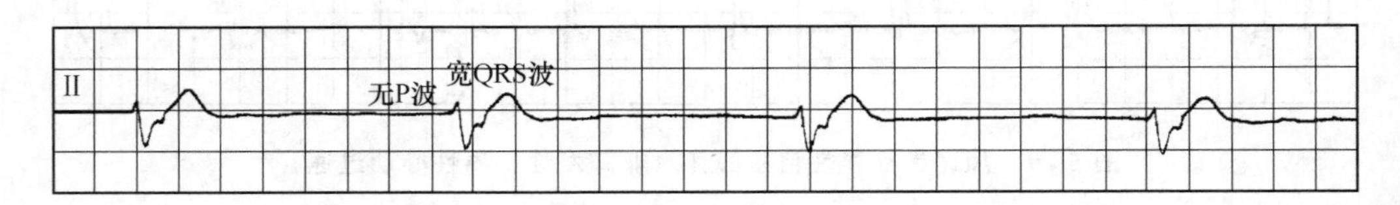

图 5-32　室性逸搏心律（QRS 波前无 P 波，宽 QRS 波，心室率约 35 次/分）

要点提示

1. 心率快（160～250 次/分）、节律绝对整齐、窄 QRS 波的异位心律多为阵发性室上性心动过速。

2. 心率快（140～200 次/分）、节律齐、无相关 P 波的宽 QRS 波多考虑室性心动过速。

3. 心室率正常或近正常范围、节律齐的异位心律为非阵发性心动过速（加速性自主心律）。加速是指相对于其起搏点正常能够达到的频率是加速了的。

4. 心室率慢、节律齐的异位心律多为逸搏心律（处于其起搏点正常能够达到的频率）。

5. 提示：窄 QRS 波表示心室激动（收缩）来自于室上部位，经正常房室路径（房室结、希氏束）下传心室，心电稳定，心室收缩同步，临床预后相对好。宽 QRS 波多表示心室激动（收缩）来自于希氏束以下，心电不稳定，心室收缩不同步，临床危险性大。

疑难解答

1. 何为房室分离？

答：房室分离在各种书上解释不尽相同。可分为广义与狭义的房室分离（图 5-33）。

广义是指心房、心室不是由同一起搏点控制，各自按自己起搏点的节律激动（收缩）。其中包括心房率大于心室率的三度房室传导阻滞、心房率小于心室率的室速、心房率等于心室率的等率性房室分离等。

狭义的完全性房室分离指室性心动过速时，心室异位起搏点发放的电冲动频率超过室上性激动（多为窦房结）频率，因而心室由室性异位起搏点控制，表现为宽大畸形的 QRS 波，但室上性激动仍在正常活动，其电激动仍可传导至心房引起心房激动，只是在下传经房室结或心室时，多走在了异位心室起搏点的后面，房室结或心室刚被异位起搏点激动过，正处于有效不应期，故冲动传导受阻。心房与心室由不同的起搏点控制，其频率各不相同，在心电图上表现为心房率小于心室率，PR 间期无固定、规律的关系，称房室分离。

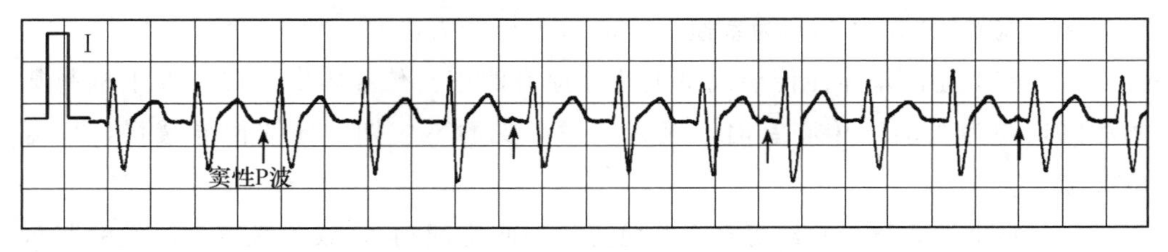

图 5-33　室性心动过速（示房室分离）

2. 何为心室夺获、室性融合波？

答：在室性心动过速时，由于心房率、心室率不同，心房率小于心室率，P波下传房室结、心室时，多遇到房室结或心室刚被室性异位起搏点激动过，处于有效不应期，所以不能下传。经常看不到P波，是由于心室频率快，而且QRS波宽大畸形，P波常被掩盖。偶然地，P波下传房室结、心室时，碰巧走在异位激动前面，遇到房室结、心室肌的兴奋期，于是窦性冲动重新夺得控制心室的权力，心电图表现为在宽大畸形的QRS波之间，突然出现一窦性的窄QRS波，称为心室夺获。

如果窦性（或房性）激动下传心室时，与室性异位激动同时到达心室肌，二者共同控制心室肌（各控制心室肌一部分），心电图表现为介于正常室上性（窄的）与室性异位起搏（宽大的）QRS波之间的图形，称为室性融合波。由于各自控制的部位及多少不同，融合波形态可呈多样性。

室速频率慢时，易见到房室分离的P波、心室夺获及室性融合波（图5-34），室速频率快时，心房P波多被掩盖，且心室频率太快，窦房结不易夺回心室控制权。

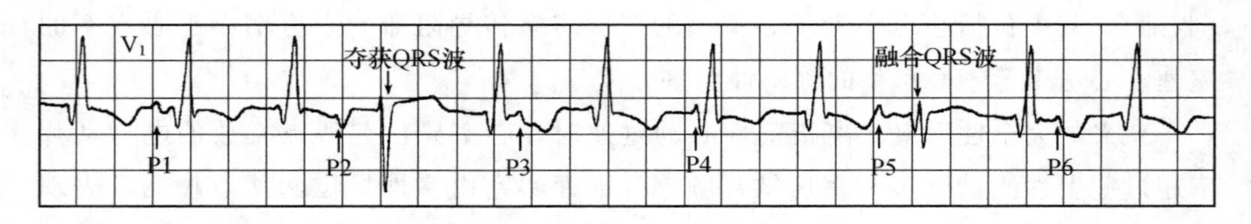

图5-34　非阵发性室性心动过速（示房室分离、心室夺获、室性融合波）

P波规律出现，但频率较室性起搏的QRS波慢，P1、P3、P4、P6未能下传心室，P2夺获心室。P5下传心室时，与室性激动相遇，共同激动心室，形成室性融合波

3. 为什么说宽QRS波多为室速，除室速之外还有哪些可能呢？

答：宽QRS波约80%为室速。其余20%可能为：

（1）室上速伴差异性传导或室上速伴原有的束支传导阻滞。二者发生机制基本相同，均为激动下传心室时，遇到某一束支的不应期，导致传导缓慢，呈宽QRS波。

（2）室上性心律失常经房室旁路前传（如心房颤动），或预激综合征经旁路前传的房室折返性心动过速（详见预激综合征）。

4. 如何判断宽 QRS 波心动过速的类型？

答：确诊室速标准：见房室分离、室性融合波、心室夺获其中之一即可。

不具备确诊条件时，综合多项因素分析：

（1）支持室速诊断：

- 看疾病：临床心肌梗死病人多为室速。
- 看胸导联方向：所有胸导联同向性支持室速。
- 看肢体导联方向：不确定电轴强烈支持室速，左偏或右偏支持室速。
- 看宽度：QRS 波时限大于 0.16s 支持室速。
- 看 V_1 导联形态，V_1 导联呈 Rs 或 RSr′型支持室速。

（2）支持室上速诊断：

- 看胸导联方向：不一致支持室上速。
- 看 V_1 导联形态，呈右束支传导阻滞 rSR′型，支持室上速。
- 看反应：刺激迷走神经能终止支持室上速。
- 比正常：窦性心律时有束支传导阻滞支持室上速。

5. 宽 QRS 波心动过速难于鉴别时如何处理？

答：宽 QRS 波心动过速是情况危急的心律失常，需积极处理：

（1）胺碘酮对于室上速、室速、预激旁路下传激动心室均有效。

（2）伴明显血流动力学障碍时，进行同步直流电复律。

6. 如何区别阵发性与非阵发性心动过速？

表 5-1 阵发性心动过速与非阵发性心动过速的比较

鉴别点	阵发性心动过速	非阵发性心动过速
机制	多为折返性	多为自律性增高
心室率	多较快	多较慢
起始、结束特点	突发突止	温醒现象（逐渐加快、逐渐减慢）
起始诱发	适时房性早搏诱发	可无明显诱因
电刺激可否诱发或终止	可	不可
刺激迷走神经可否终止心动过速	可	不可
是否为器质性心脏病	多不是	多是

拓展提高

一、折返与心电图

正常情况：心脏每发放一次电冲动，经正常单向传导，形成一次心脏的激动。

异常情况：心脏发放一次电冲动，经环路传导，形成重复多次的心脏激动。

1. 定义　心脏一次激动经过传导，再次激动心脏某部分的现象。

2. 基本条件

（1）激动传导双路径

①解剖性：房室结、预激旁路。

②功能性：A：环绕坏死组织两侧；B：损伤侧传导慢；C：易损期，传导性不均匀。

（2）双路径不同步

①一条路径单向阻滞（传导速度快但不应期长）

②另一条路径传导缓慢，但不应期短。

下文以房室结双路径为例，详细说明折返性心动过速的机制（图 5-35）。

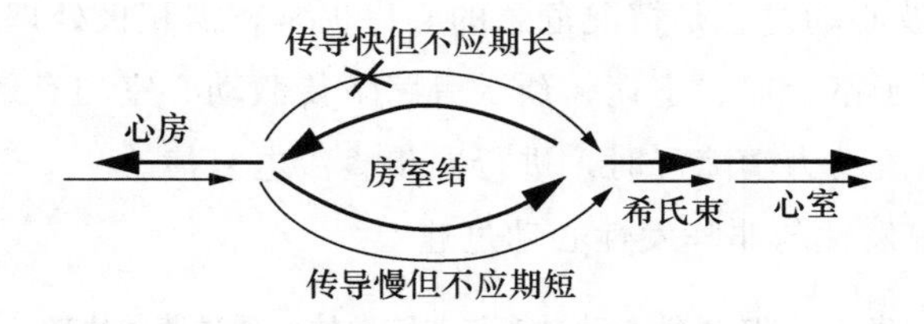

图 5-35　房室结折返性心动过速机制模式图（细线表示正常传导，粗线表示折返机制）

正常情况，快慢路径均下传，快路径提前到达希氏束-心室。而慢路径到达希氏束时，其刚被激动过，正处于不应期，所以，不能下传。故双路径在一般情况下，表现为快路径传导。

但当某一个适当的提前激动到达时，由于快路径不应期长，仍处于不应期，而慢路径不应期短，正好过了不应期，因而依靠慢路径下传希氏束与心室，因而早搏后出现长 PR 间期。而在房室结与希氏束交界处，下传希氏束的同时，又逆行传回了快路径（此时该路径过了不应期），形成一个循环的环路。而每循环一次，经过房室结与希氏束交界处，就会分别传至心房、希氏束、心室一次，从而出现绝对整齐 QRS 波，而 P 波常被 QRS 波掩盖。

3. 临床意义　程序刺激可以诱发也可以终止心动过速。

找到两条路径，消融一条。

4. 折返与心律失常　绝大部分阵发性心动过速、心房扑动、心房颤动属于折返。

5. 抗心律失常药作用机制　抑制早搏；延长不应期；将单向阻滞转变为双向阻滞。

二、与房室交界区相关的阵发性室上性（折返性）心动过速

1. 机制

- 房室结折返性（见图 5-35）：房室结双路径，一快一慢。
  - 正常：快路径下传。
  - 发作：适时的早搏落入快路径有效不应期，快路径下传受阻，慢路径下传，快路径逆传
- 房室折返性（见图 5-8）：有预激旁路（Kent 束）
  - 正常：旁路（Kent 束）、房室结均可下传，旁路下传快。
  - 发作（顺向型）：早搏落入旁路有效不应期，旁路下传受阻，只有房室结下传，旁路逆传。

注：逆向型房室折返性心动过速详见预激综合征讲解部分。

2. 心电图特点（见表 5-2 房室结折返与顺向型房室折返的比较）

表 5-2　房室结折返与顺向型房室折返性心动过速心电图特征的比较

鉴别点	房室结折返性	顺向型房室折返性
解剖基础	房室结双路径	房室间有旁路
折返路径长短	房室结内小折返（短）	房室间大折返（长）
房室激动关系 （P′波与 QRS 波的关系）	房室多数同步激动（不见 P′波） 也可心室快于心房（先 QRS 波后 P′波） 或心房快于心室（先 P′波后 QRS 波）	房室激动多不同步，先心室后心房（先 QRS 波后 P′波）
P′波形态	如有为逆行，且与 QRS 波关系固定	逆行，且与 QRS 波关系固定

续表

鉴别点	房室结折返性	顺向型房室折返性
P′波位置	如有 P′波，紧随 QRS 波之后或之前，似 s 波或 q 波	P′波随 QRS 波之后但略远
图形	P′ P′	P′
诱发心动过速的早搏的房室传导情况（PR 间期）	PR 间期显著延长*。	PR 间期并无显著延长‡。
QRS 波节律	绝对整齐	绝对整齐
QRS 波宽度	一般为窄 QRS 波，伴束支传导阻滞或差异性传导时，可为宽 QRS 波。	一般为窄 QRS 波，伴束支传导阻滞或差异性传导时，可为宽 QRS 波。

* 房室结折返性：正常窦性心律时，经房室结快路径下传，诱发心动过速发作起始的早搏遇到房室结的不应期，只能从慢路径下传，所以第一个 PR 间期显著延长

‡ 顺向型房室折返性：正常窦性心律时，房室结、旁路（Kent 束）均下传，旁路下传较快。诱发心动过速发作起始的早搏遇到旁路的不应期，故只能经房室结下传，第一个 PR 间期并无显著延长

三、阵发性室上性心动过速时的处理

1. 终止发作方法

（1）刺激迷走神经（颈动脉窦按摩、潜水憋气、刺激咽喉、压眶等）。

（2）药物：腺苷、钙通道阻滞剂。

（3）电复律：程序刺激、食管调搏等。

2. 彻底根治方法　导管消融。

形象比喻

折返形成条件及机制

（一）将心内电传导路径比做公路，形成折返的条件为

1. 有岔路。

2. 两条路开放、关闭时间不同步。

3. 一条高速公路（速度快但开放短）、一条普通公路（速度慢但开放长）。

4. 终点相同（心室）。

（二）形成折返的机制　将车队比做激动。

1. 正常，车队来的时间合适，高速路开放，通过高速到达终点。

2. 某次，车队来早了，高速路尚未开放，只能经普通公路到终点。而其中部分车在到达终点时，看到高速开放了，又沿高速返回，形成了绕圈转的环路。

第四节　扑动与颤动

复习与导入

1. 窦性心律与异位心律　有规律的 P 波且方向正常，为窦性心律。无 P 波或方向不正常为异位心律。

2. P 波与 QRS 波的重要性　依据 P 波确定是否为窦性心律，而 QRS 波反映心脏的功能状态，QRS 波的宽、窄、快、慢决定病情的轻重缓急。

经典讲解

包括心房扑动、心房颤动、心室扑动、心室颤动。

一、心房扑动（房扑）

1. 机制　典型房扑为房内大折返环路。

2. 心电图特点（图 5-36）

（1）P 波消失，代之以规则的大锯齿波（F 波），频率 250～350 次/分（约 1 大格出现 1 个 F 波）。

（2）QRS 波群多正常。

（3）RR 间期多相等（心室律多齐）。

3. 意义　可见于器质性心脏病，如风湿性心脏病（风心病）、冠心病、高血压心脏病（高心病）等，也见于无器质性心脏病或甲状腺功能亢进症等情况。主要

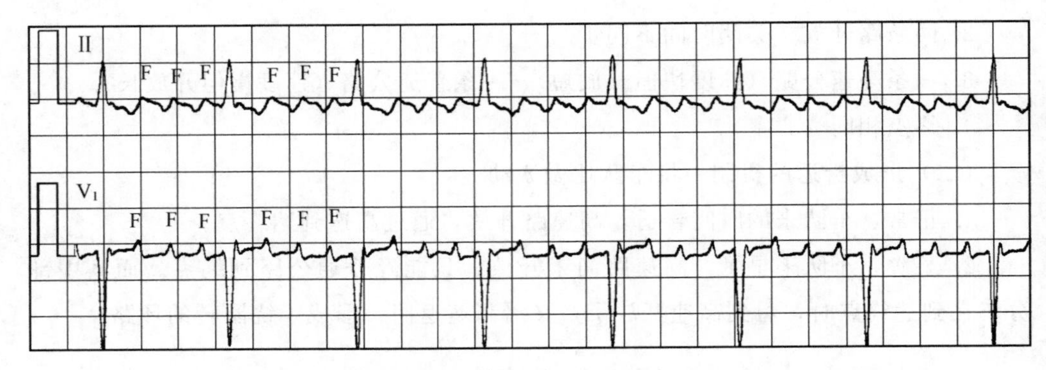

图 5-36 心房扑动（等比例传导）

治疗原发病，最有效的终止发作方法是直流电复律。

二、心房颤动（房颤）

1. 机制 可能是房内多个小折返环路。

2. 心电图特点（图 5-37）

（1）P 波消失，代之以大小不同、不规则的小锯齿波（f 波），频率 350～600 次/分。

（2）QRS 波多正常。

（3）RR 间期绝对不等（心室律绝对不齐）。

3. 意义 多见于器质性心脏病患者，也见于无心脏病的中青年人群或甲状腺功能亢进症患者等。首要的治疗是减慢快速的心室率，然后是药物或电复律。

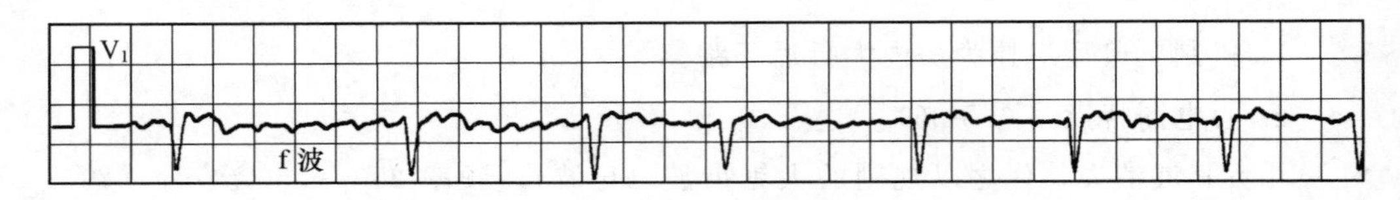

图 5-37 心房颤动

三、心室扑动（室扑）与心室颤动（室颤）

P-QRS-T 波均消失。

1. 心室扑动 代之以规则的大锯齿波。

2. 心室颤动　代之以大小不同、不规则的小锯齿波（图 5-38）。

3. 意义　室扑、室颤时，需紧急抢救。

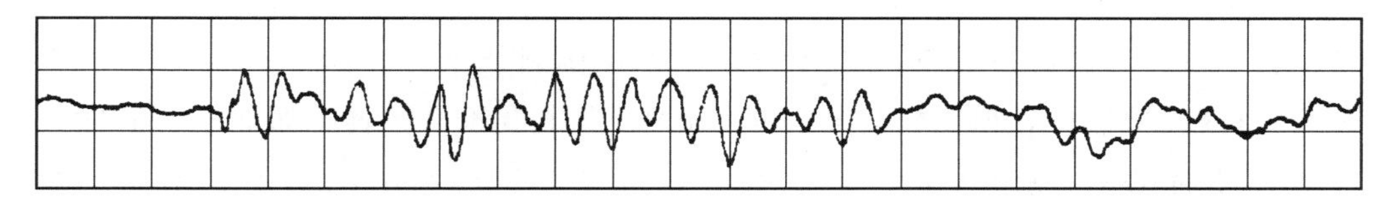

图 5-38　心室颤动

要点提示

1. 房扑与房颤　P 波消失，代之以规则大锯齿 F 波（约 1 大格 1 个 F 波），心室律齐或不齐但有规律，为房扑。代之以不规则小锯齿 f 波，心室律绝对不齐，为房颤。房扑、房颤的临床严重程度应看心室率而不是心房率。治疗的首要任务是将心室率控制在正常范围。

2. 室扑与室颤　P-QRS-T 波均消失，代之以规则大锯齿波为室扑；代之以不规则小锯齿波为室颤。室扑、室颤应紧急抢救。

3. 房颤是多见的心律失常，见到心室节律明显不齐，无任何规律可循，应考虑房颤与窦性心律不齐。无 P 波为房颤，有窦性 P 波为窦性心律不齐。房颤心室率快时可不见 P 波或 f 波，只有 QRS 波绝对不齐（图 5-39）。

4. 房扑时，在Ⅱ、Ⅲ、aVF、aVR 导联 F 波表现典型，房颤时在 V_1 导联 f 波明显。

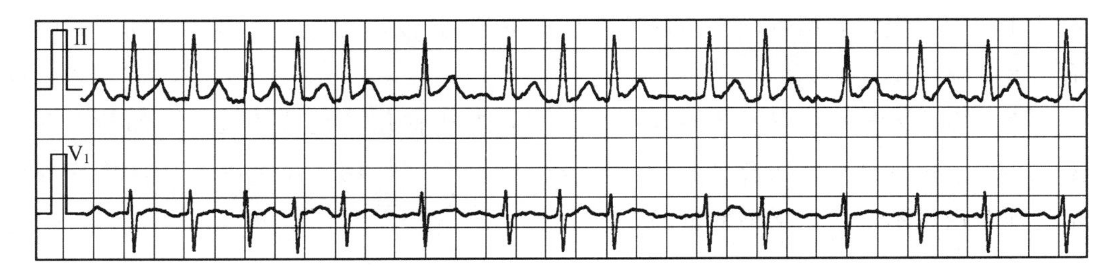

图 5-39　房颤伴快速心室率（房颤波 f 波不明显，只是无 P 波，心室律绝对不齐）

疑难解答

1. 房扑时心室律一定齐吗？

答：不一定。房扑的 F 波下传时，多按比例规律下传，如 2∶1、4∶1，表现为 QRS 波节律齐，但少数情况下也可出现不同比例交替下传，如 2∶1 与 4∶1 交替，此时 QRS 波节律不齐，但有规律可循，与房颤的绝对不齐不同（图 5-40）。

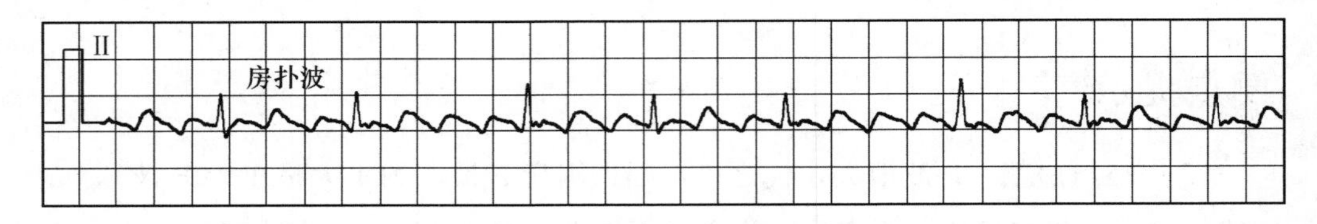

图 5-40　房扑不等比房室传导（心室律不齐）

2. 房颤时心室律绝对不齐，那么心室律齐时绝对不是房颤，正确吗？

答：不正确。如无 P 波而有房颤 f 波，但心室律绝对齐且频率慢，示房颤伴完全性房室传导阻滞。因 f 波全部被阻滞，未下传心室，交界区或心室产生逸搏心律，表现为节律整齐、缓慢的心律。

3. 房颤中室性早搏与室内差异性传导如何鉴别？有何意义？

答：房颤伴室内差异性传导多为前面一长 RR 间期，后为短 RR 间期，然后宽 QRS 波。即符合长短周期序列（图 5-41），联律间期不固定，多无代偿间歇，QRS 波形态多呈右束支传导阻滞型，起始方向（向量）多与正常 QRS 波相同。室性早搏联律间期固定，起始方向（向量）多与正常 QRS 波不相同，后有代偿间歇，畸形程度明显（图 5-42）。

区分室内差异性传导与室性早搏的意义：对于使用洋地黄的病人，如新发现室性早搏，提示已洋地黄化或洋地黄过量，需减少或停用。而室内差异性传导提示洋地黄用量不足，需增加剂量。

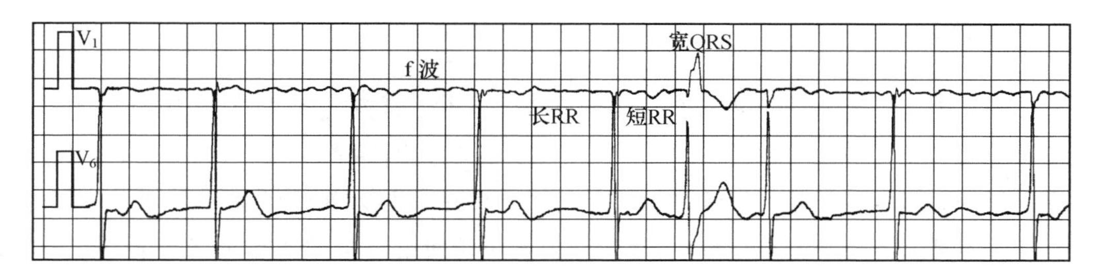

图 5-41　房颤伴室内差异性传导（长 RR 间期后，跟短 RR 间期，然后出现宽 QRS 波）

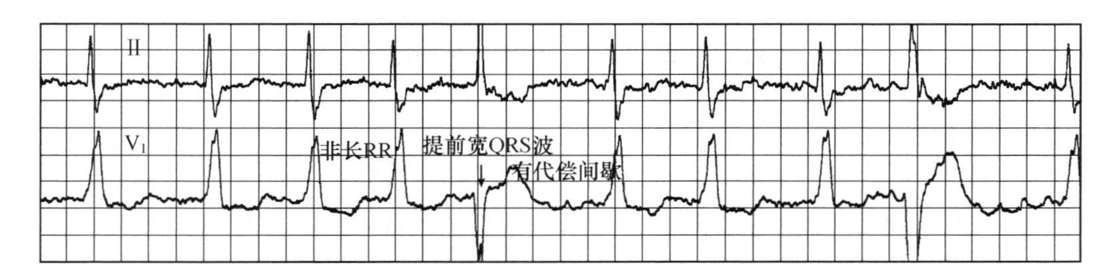

图 5-42　房颤伴室性早搏、完全性右束支传导阻滞

提前出现宽 QRS 波，前非长 RR 间期，后有代偿间歇，两次早搏联律间期相同、代偿间歇相同

形象比喻

QRS 波与基层劳动者：心室肌类似基层劳动者，是心脏中最基层但也是最重要的部分，只要基层劳动者正常工作，心脏无大碍，病人无大碍。心房率及节律的异常对心脏有影响，但不足以影响大局。所以读图时首先看 QRS 波的宽窄快慢。

房室结的作用：房室结好比下级领导者，是上级领导者与基层劳动者之间的重要通道，如果上级发放过快的错误指令，下级具有把关的功能，将部分指令阻挡，保护基层劳动者。房扑、房颤、房速时，房室结会自动地阻滞过快心房率传入心室，所以一般情况下，心室率慢于心房率。如果心室率快时，治疗的方向首先是减慢房室结的传导。

拓展提高

对于快速性室上性异位心律（包括房速、房扑、房颤、室上速），治疗的重点首先是减慢房室传导，将心室率控制在正常范围，保证病人的血流动力学稳定。药物包括β受体阻滞剂、钙通道阻滞剂、洋地黄等（但如果预激综合征合并房颤，禁用或慎用上述药物，应改用胺碘酮等）。其次是对房性心律失常的治疗，由于心房不能有效收缩，心室舒张末期容积减少，心排血量会减少，如房颤时，心排血量减少四分之一以上，所以对心房异常也需积极治疗。

第五节　房室传导阻滞

复习与导入

1. 正常心电传导　窦房结-心房-房室结-希氏束-左右束支-浦肯野纤维-心室肌。

2. 传导系统电活动　体表不能记录，只能根据心房肌电产生的 P 波、心室肌电产生的 QRS 波推断。窦房结电活动依 P 波方向、形态、节律推断；房室交界区电活动依 P 波与 QRS 波的关系推断。

3. 正常房室传导表现为正常、固定的 PR 间期。

经典讲解

一、概述

一度：房→室传导延迟，但未中断（全下传、慢）。

二度：房→室部分冲动传导中断（部分未下传）。

三度：房→室全部冲动传导中断（全部未下传）。

二、一度房室传导阻滞

1. 心电图特点（图 5-43）

（1）PR 间期＞0.20s（老年人心率缓慢时＞0.22s）。

（2）所有 P 波后均有相关 QRS 波群。

2. 意义　多为生理性因素，常无症状。心率不太慢时多无需治疗。

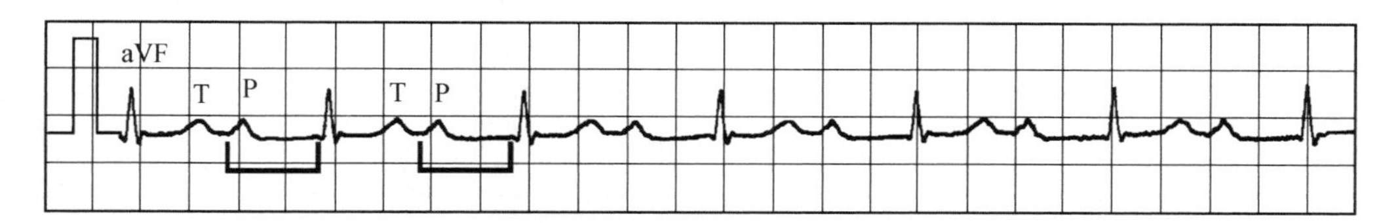

图 5-43　一度房室传导阻滞

三、二度房室传导阻滞

1. 心电图特点　部分 P 波后无相关的 QRS 波。

（1）莫氏Ⅰ（文氏）型（图 5-44）：PR 间期由短渐长，直至 QRS 波脱漏，PR 间期再由短渐长，循环。

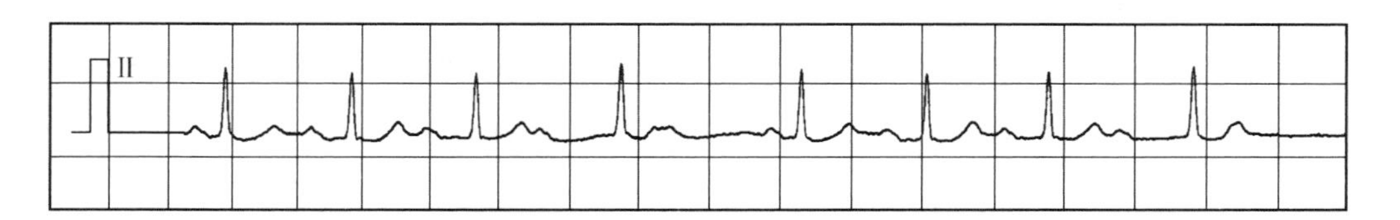

图 5-44　二度Ⅰ型房室传导阻滞

（2）莫氏Ⅱ型（图 5-45）：PR 间期固定（可正常、可延长），部分 QRS 波脱漏。

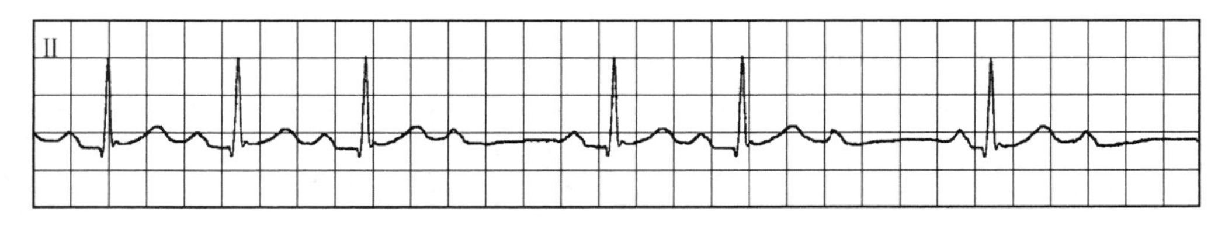

图 5-45　二度Ⅱ型房室传导阻滞

（3）其他名称：

①高度房室传导阻滞：连续两个或两个以上 QRS 波脱漏。

②2∶1 传导阻滞（图 5-46）：每 2 个 P 波中 1 个下传心室，1 个被阻滞。

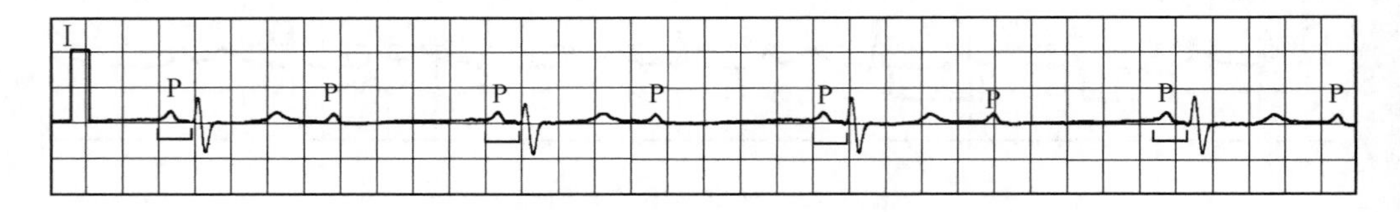

图 5-46 二度房室传导阻滞 2∶1 传导（正常 PR 间期约 0.20s）

附：从 RR 间期找规律性判断二度Ⅰ型、Ⅱ型心脏传导阻滞

RR 间期：①长→逐渐缩短→……→最短→最长→长-逐渐缩短……-最短→最长，如此循环为二度Ⅰ型。②固定 RR 间期的基础上突然变长，且长 RR 间期为固定 RR 间期的整数倍为二度Ⅱ型心脏传导阻滞。

2. 意义　二度Ⅰ型可为生理性，心率不太慢时多无需治疗。二度Ⅱ型多为病理性，常需安装起搏器治疗。

四、三度房室传导阻滞

1. 心电图特点（图 5-47）

（1）P 波与 QRS 波无关，QRS 波为逸搏心律，P 波频率>QRS 波频率。

（2）PR 间期不固定，无规律（实质为无关系）。

（3）QRS 波节律多齐，可正常，可宽大畸形。

2. 意义　多为严重的病理状态，常需安装起搏器。

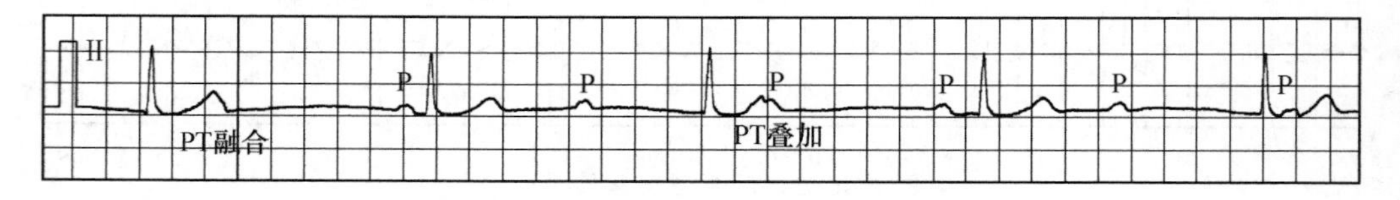

图 5-47　三度房室传导阻滞（P 波频率为 55 次/分、节律齐；QRS 波频率为 35 次/分、节律齐；P 波与 QRS 波无关）

附：窦房传导阻滞

（一）概述

1. 概念　由窦房结向心房传导电指令时出现传导阻滞。

由于窦房结的电激动不能被体表心电图记录，区分窦房结异常与窦→房间传导功能异常就比较困难。所以，有些窦房传导阻滞不能诊断或较难诊断。

2. 类型

一度窦房传导阻滞：窦→房间传导时间固定延长，心电图上不能记录，不能诊断。

二度窦房传导阻滞：窦→房间传导部分中断，详见后。

三度窦房传导阻滞：窦→房间传导全部中断，心电图与窦性停搏难于鉴别。

3. 意义：多见于窦房结功能障碍、冠心病等，也可见于迷走神经张力增高等。

（二）二度窦房传导阻滞

二度Ⅰ型窦房传导阻滞（文氏传导）：

1. 机制　是窦房结至心房传导的文氏现象。窦→房间传导时间逐渐延长，直至传导中断。经一段时间休息后，窦→房间传导又开始，且由快变慢到中断。由于窦房结的激动不能被心电图记录到，只能根据文氏现象规律来推断，故诊断困难。

2. 心电图特点（记录和测量的周期越多，诊断越可靠）（图 5-48）

（1）PP 间期逐搏缩短，直至突然出现一长间歇。

（2）最长的 PP 间期＜其前最短的 PP 间期的 2 倍。

（3）长间歇后的 PP 间期比其前的 PP 间期长，以后逐渐缩短，直到 P-QRS 波脱落。

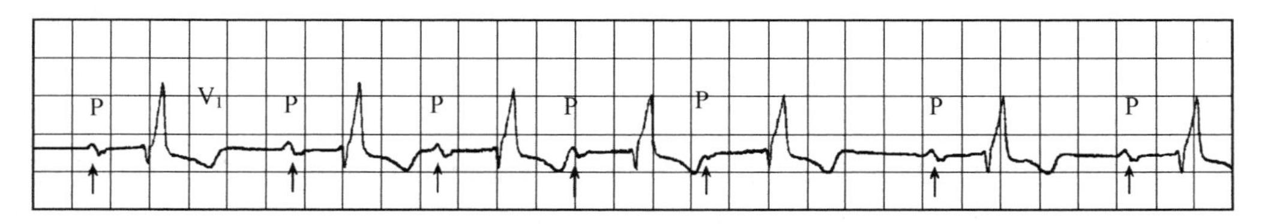

图 5-48　二度Ⅰ型窦房传导阻滞、一度房室传导阻滞、右束支传导阻滞

二度Ⅱ型窦房传导阻滞

1. 机制　窦-房间传导时间固定，但有时传导中断，表现为 P-QRS-T 波脱漏。

2. 心电图特点（图 5-49）　在规律的 PP 间期基础上，出现长间歇，且该间歇是正常 PP 间期的整数倍。非整数倍为窦性停搏。

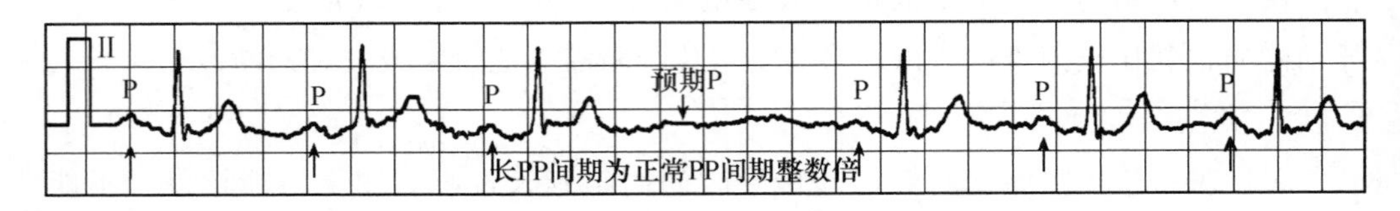

图 5-49　二度Ⅱ型窦房传导阻滞

要点提示

1. 一度房室传导阻滞　房→室全下传但延迟，PR 间期固定、延长，＞0.20s。

2. 二度房室传导阻滞　房→室部分未下传，部分 P 波后无 QRS 波。

（1）二度Ⅰ型　PR 间期渐长，直至 QRS 波脱漏，循环。有时，PR 间期延长不明显，但脱漏后的第一个 PR 间期必定短于脱漏前最后一个 PR 间期。

（2）二度Ⅱ型　PR 间期固定。

（3）二度房室传导阻滞（2∶1 传导）不一定属于二度的哪一型。体表心电图应拉长导联仔细观察，如发现还有 3∶2 阻滞，4∶3 阻滞等类型的文氏现象，为二度Ⅰ型，否则可能为Ⅰ型，也可能为Ⅱ型，准确判断应做心内电生理检查。直接诊断二度房室传导阻滞（2∶1 传导）即可。

3. 三度房室传导阻滞　房→室全未下传，QRS 波为逸搏心律。P 波与 QRS 波无关，P 波频率＞QRS 波频率。

疑难解答

1. 何为文氏现象？

答：文氏现象由 Wenckebach 首次发现，为心脏传导系统中任何部位的传导逐搏减慢，传导时间逐搏延长，直至传导完全阻滞的现象。完全阻滞后经过一段时间休息，传导功能恢复正常，开始另一个文氏周期。

文氏现象可发生于房室交界区、窦房结与心房连接区、心房内、束支、预激旁路、异位起搏点与心肌组织细胞间等心脏传导系统的任何部位。最常见的是房室交界区传导的文氏型阻滞，又称为二度Ⅰ型房室传导阻滞。

2. 二度Ⅰ型房室传导阻滞时，PR间期逐渐延长，为什么RR间期不是渐长而是渐短呢？

答：因PP间期恒定，PR间期逐渐延长，但PR间期延长的幅度渐小（图5-50）。（如PP间期恒定0.8s，PR间期渐长：P_1R_1 0.15s，P_2R_2 0.30s，P_3R_3 0.40s，P_4R_4 0.45s，增加幅度分别为0.15s，0.10s，0.05s。那么 $R_1R_2 = PP - P_1R_1 + P_2R_2 = 0.95s$，$R_2R_3 = PP - P_2R_2 + P_3R_3 = 0.90s$，$R_3R_4 = PP - P_3R_3 + P_4R_4 = 0.85s$），故RR间期逐渐缩短。二度Ⅰ型窦房传导阻滞同理，窦房传导时间逐渐延长，但延长的幅度逐渐缩短，故PP间期渐短。

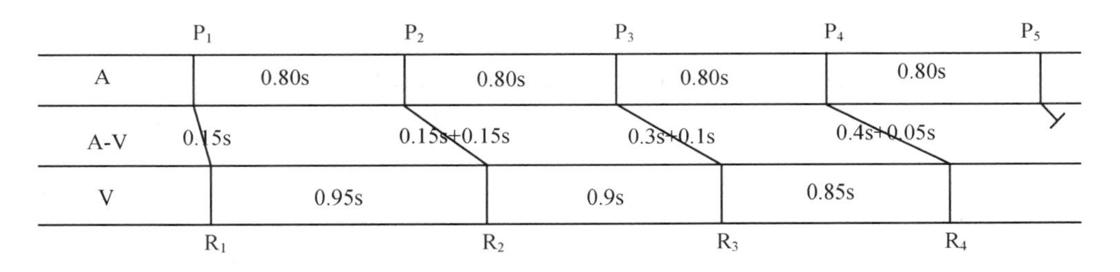

图5-50 二度Ⅰ型房室传导阻滞梯形图

A表示心房、V表示心室、A-V表示房室交界区。|表示心房、心室内下传，\表示房室交界区下传，⊥表示传导受阻

3. 三度房室传导阻滞时，QRS波的频率、宽窄是由什么因素决定的？

答：与房室传导阻滞部位有关。房室传导最多见阻滞部位是房室结和希氏束（房室束），当发生阻滞时，阻滞部位以下的潜在起搏点可出现逸搏心律，阻滞部位越低，潜在起搏点位置越低，其起搏频率及稳定性越差。室性逸搏心律时，QRS波宽大畸形而且心室率慢且不稳定。而交界性逸搏心律则为频率较快的窄QRS波。准确判断阻滞部位应做希氏束电图。

4. 不完全性房室传导阻滞、几乎完全性房室传导阻滞、完全性房室传导阻滞、4∶3和高度房室传导阻滞各表示什么意思？

答：一度和二度房室传导阻滞称不完全性房室传导阻滞；三度为完全性房室传导阻滞；完全性房室传导阻滞中偶尔有心房P波下传心室称为几乎完全性房室传导阻滞；4∶3房室传导阻滞表示4个P波中有3个下传心室，1个未下传；连续两个或两个以上P波未下传时称高度房室传导阻滞。

5. 二度房室传导阻滞Ⅰ型与Ⅱ型除心电图表现的区别外，本质区别是什么？

答：二度Ⅰ型阻滞部位通常在房室结，而房室结传导快慢受迷走神经张力及某些药物（如β受体阻滞剂、钙通道阻滞剂、洋地黄等）影响，故多为功能性，常具有可逆性。激动通过希氏束、浦肯野纤维下传心室，故为窄QRS波。二度Ⅱ型阻滞部位多在希氏束及束支部位，QRS波可宽可窄，为传导系统的器质性病变，不可逆，且发展为完全性房室传导阻滞的可能性大，经常需安装心脏起搏器。

6. 二度窦房传导阻滞与窦性停搏、窦性心律不齐如何鉴别？

答：四种窦性心律失常的比较见表5-3。

表5-3 窦性心律不齐、二度Ⅰ型窦房传导阻滞、二度Ⅱ型窦房传导阻滞、窦性停搏的比较

特征 类型	PP间期规律与否	最长PP间期与 最短PP间期的关系
窦性心律不齐	不等（相差>0.12s） 且无规律	最长<2倍最短
二度Ⅰ型窦房传导阻滞	不等，但有规律： 长→渐短→最短→最长	最长<2倍最短
二度Ⅱ型窦房传导阻滞	基本相等，但有长间歇	最长=n倍最短（n为整数）
窦性停搏	基本相等，但有长间歇	最长≠n倍最短（n为整数）

形象比喻

房室传导阻滞的文氏现象，心电图特点记忆时感觉较复杂，可以用比喻的方法帮助记忆，二度Ⅰ型房室传导阻滞时，房室交界区就像一个有严重疾病（如肺气肿）的病人，心脏每一次搏动就像病人在走路，开始功能尚可，越走越慢，直到走不动了，必须停下来歇一会儿，休息好后，走的速度比休息前要快，甚至接近正常，但逐渐又变慢到停下来休息。即PR间期逐渐延长，直至QRS波脱漏，形成长间歇，然后PR间期又从短到长再到脱漏。长间歇后的第一个PR间期短于长间歇前的最后一个 PR 间期。

拓展提高

1. 三度房室传导阻滞与室速时完全性房室分离的鉴别　二者均表现为 P 波不能下传心室，与 QRS 波无关，二者鉴别点见表 5-4。

表 5-4　三度房室传导阻滞与室速时完全性房室分离的鉴别

鉴别点	室速时完全性房室分离	三度房室传导阻滞的房室分离
房室比例	P 波频率≤QRS 波频率	P 波频率＞QRS 波频率
QRS 波频率	快，多≥100 次/分	慢，多＜40 次/分
QRS 波性质、特点	早搏性质，宽 QRS 波	逸搏性质，QRS 波可宽可窄
临床特性	多为生理性、暂时性	多为病理性、持续性
处理	抗心律失常药	安装起搏器

2. 特殊的房室传导阻滞　房性心律失常时，也可合并房室传导阻滞。该房室传导阻滞可分为生理性阻滞与病理性阻滞。生理性阻滞是在心房节律快时，不让过多的激动传入心室，是一种保护性阻滞，如房扑 4∶1 下传。房速、房扑、房颤时，合并完全性房室传导阻滞，属于病理性阻滞，表现为缓慢匀齐的室性节律。

第六节　室内传导阻滞

复习与导入

1. 心传导系统组成（图 5-51）

窦房结→结间束→房室结→希氏束→左右束支（左束支再分为左前分支与左后分支）→浦肯野纤维。

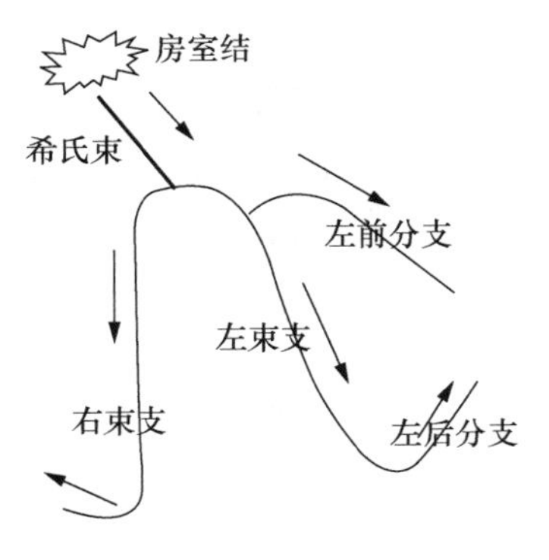

图 5-51　室内传导模式图

2. 心电向量与心电图

(1) 左右室同时除极（激动）时，均由心室内向心室外，左室内方向向左，右室内方向向右。由于左室壁远厚于右室壁，所以综合向量向左（图

5-52）。

（2）导联反映心脏的部位：左室导联：V_5、V_6、aVL、Ⅰ；右室导联：V_1、V_2、aVR。

（3）心电图机电极正极端与向量方向一致，图形向上；与向量方向相反，图形向下。

3. 正常心室传导机制及QRS波形成（图5-51至图5-53）

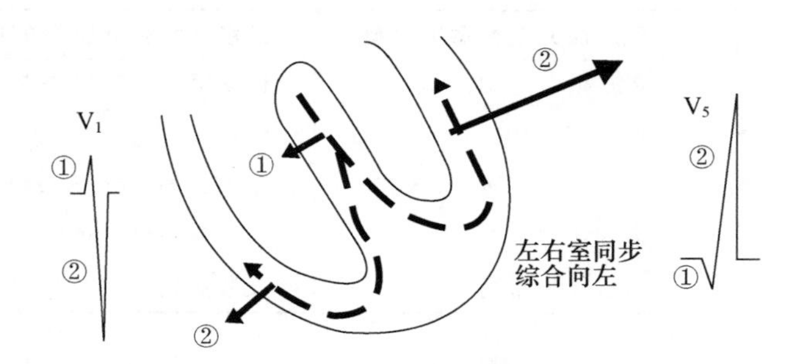

图5-52　正常心室传导及QRS波形成机制

表5-5　正常心室传导机制及QRS波形成

除极部位		间隔	左室（大）＋右室（小）	间隔→左右室
向量		向右	向左	小右→大左
图形	V_1 导联	r	S	rS
	V_6 导联	（q）	Rs	（q）Rs

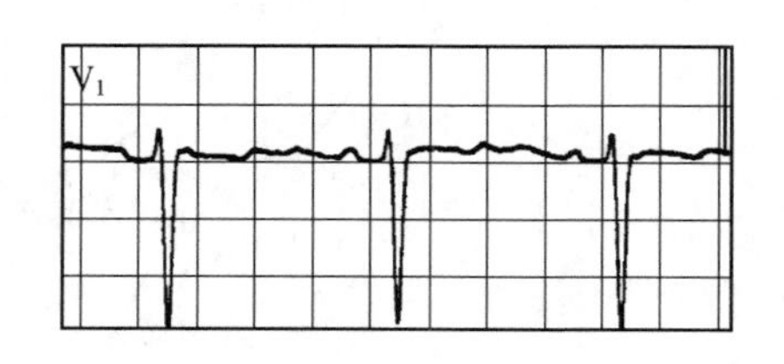

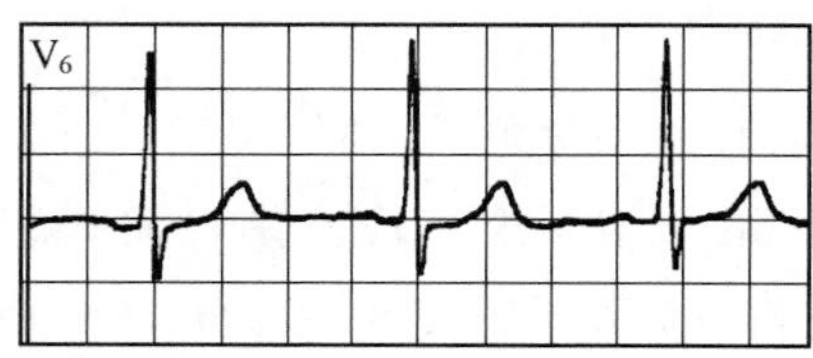

图5-53　正常心室传导心电图（窄QRS波：V_1 导联呈rS，V_6 导联呈Rs）

经典讲解

包括右束支传导阻滞、左束支传导阻滞、左前分支阻滞、左后分支阻滞。

一、右束支传导阻滞（RBBB）

1. QRS波形成机制

除极顺序：左室→右室，左室正常（前0.04s），右室慢（后），导致终末向量向右。

2. 心电图特点（图5-54）

（1）QRS波形态异常

①右室导联R波宽，特别是V_1、V_2导联呈rSR′或“M头”。

②左室导联S波宽，特别是V_5、V_6导联呈粗钝宽S波（或有顿挫）。

（2）继发性ST-T改变：R波为主的导联ST段下移、T波倒置（如V_1导联）。

3. 分类　完全性：QRS波≥0.12s，不完全性：QRS波<0.12s。

4. 意义　多见于正常人，也可由影响右室的疾病引起。

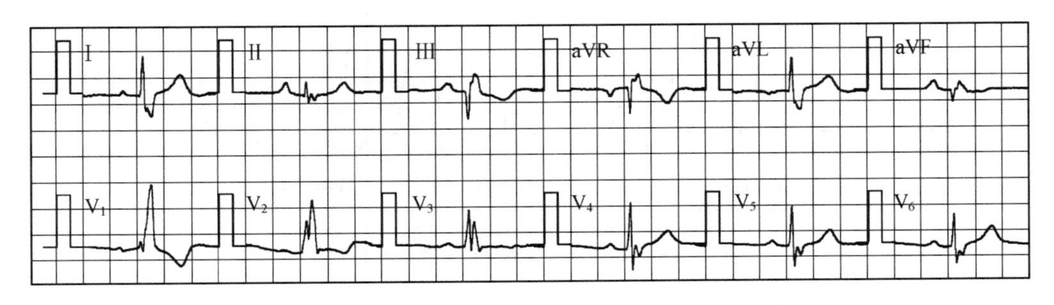

图5-54　完全性右束支传导阻滞心电图

二、左束支传导阻滞（LBBB）

1. QRS波形成机制

除极顺序：右室→左室，右室正常（前0.04s），左室慢（后），终末向量向左。

2. 心电图特点（图 5-55）

（1）QRS 波形态异常

①左室导联 R 波宽，特别 V_5、V_6 导联呈“M 头”或无 q 的宽 R 波（顶端可有小切迹）。

②右室导联 S 波宽，特别 V_1、V_2 导联呈 QS（可有小切迹）或 rS。

（2）继发性 ST-T 改变：R 波为主的导联，ST 段下移，T 波倒置（如 V_6 导联）。以 QS 波或 S 波为主的导联 ST 段抬高、T 波直立（如 V_1 导联）。

3. 分类　完全性：QRS 波≥0.12s，不完全性：QRS 波＜0.12s。

4. 意义　多为影响左室的器质性心脏病引起，而且可掩盖心肌梗死图，也可见于正常人。

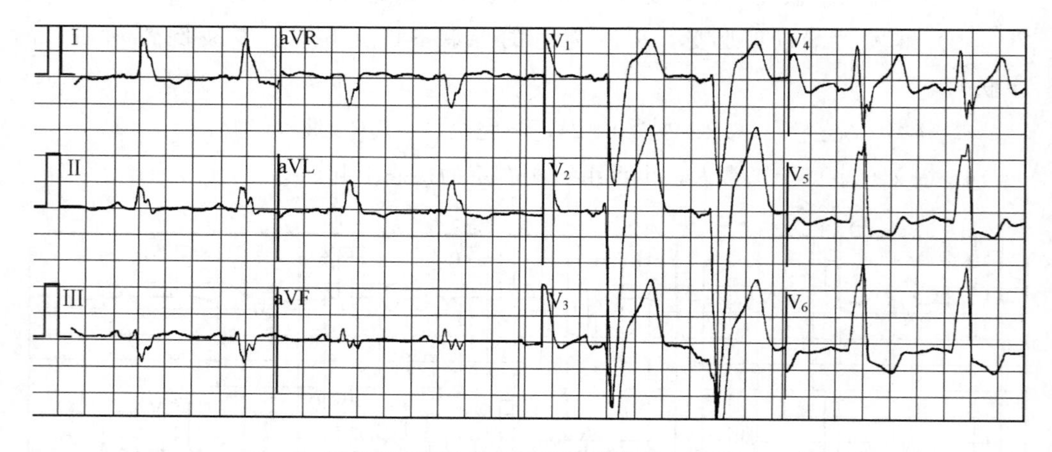

图 5-55　完全性左束支传导阻滞心电图

三、左前分支阻滞（图 5-56）

1. 机制（图 5-56）　左前分支负责左室左上部激动传导，当发生阻滞时，该部分心肌最后缓慢除极，导致终末向量指向左上，心电轴左偏。

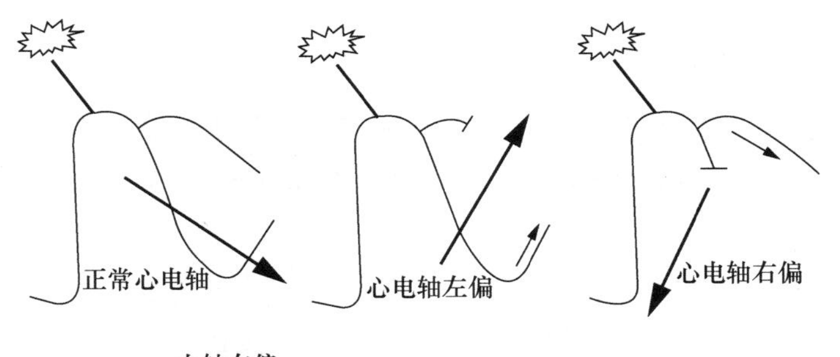

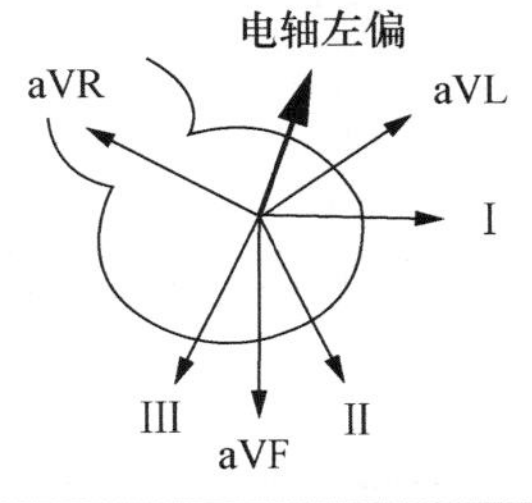

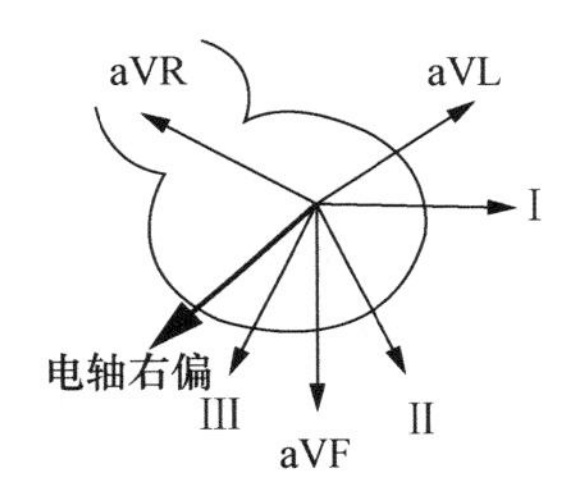

- 左前分支阻滞→电轴严重左偏（－90°～－45°）
- 下壁导联Ⅱ、Ⅲ、aVF 与电轴方向相反
  →主波向下，呈 rS 型
  相反程度Ⅲ导联较Ⅱ导联更甚→$S_{Ⅲ}>S_{Ⅱ}$
- 高侧壁导联Ⅰ、aVL 与电轴方向一致
  →主波向上，呈 qR 型
  一致程度 aVL 导联较Ⅰ导联更甚→$R_{aVL}>R_{Ⅰ}$。

- 左后分支阻滞→电轴严重右偏（120°～180°）
- 高侧壁导联Ⅰ、aVL 与电轴方向相反
  →主波向下，呈 rS 型
- 下壁导联Ⅲ、aVF 与电轴方向一致
  →主波向上，呈 qR 型
  一致程度Ⅲ导联较Ⅱ导联更甚→$R_{Ⅲ}>R_{Ⅱ}$

图 5-56　室内传导与心电轴模式图

2. 心电图特点（图 5-57）

（1）电轴显著左偏（－90°～－45°）。

（2）QRS 波在Ⅱ、Ⅲ、aVF 导联呈 rS 型，$S_{Ⅲ}>S_{Ⅱ}$，在Ⅰ、aVL 导联呈 qR 型，$R_{aVL}>R_{Ⅰ}$。

（3）QRS 波<0.12s。

3. 意义　单独左前分支阻滞意义不大，可见于正常人。

四、左后分支阻滞

1. 机制　左后分支负责左室右下部激动传导，当发生阻滞时，该部分心肌最后缓慢除极，导致终末向量指向右下，心电轴右偏（图 5-56）。

2. 心电图特点

（1）电轴显著右偏（120°～180°）。

（2）QRS 波在Ⅰ、aVL 导联呈 rS 型，在Ⅲ、aVF 导联呈 qR 型，$R_{Ⅲ}>R_{Ⅱ}$，且 q 波<0.025s。

（3）QRS 波<0.12s。

3. 意义　单独左后分支少见，多伴右束支传导阻滞。诊断应排除其他引起电轴右偏的原因。

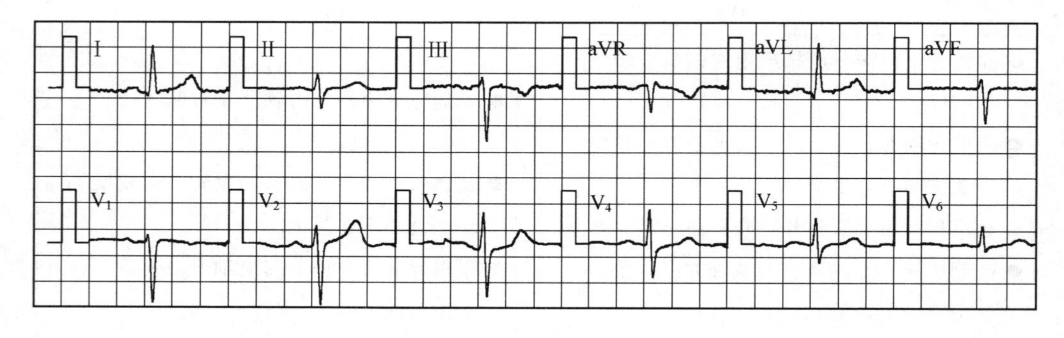

图 5-57　左前分支阻滞心电图

要点提示

1. 左、右束支传导阻滞，向量改变在水平面明显。故重点看胸导联 V_1、V_6 导联。

（1）右束支传导阻滞：先左后右，V_1 导联呈“M 头”或宽 R 波。

（2）左束支传导阻滞：先右后左，V_6 导联呈无 q 的“M 头”或宽 R 波（R 粗钝或有切迹）。

2. 左前、左后分支阻滞，向量改变在冠状面，故重点看肢体导联。

（1）左前分支阻滞：电轴显著左偏，呈窄 QRS 波。

（2）左后分支阻滞，电轴严重右偏，呈窄 QRS 波。

3. 束支传导阻滞时出现继发性 ST 段下移、T 波倒置，但应注意是相应导联，即 R 波为主的导联。其他导联的 ST 段下移、T 波倒置，考虑原发性改变，为心肌缺血、药物等因素。

4. 完全性左束支传导阻滞可掩盖前壁心肌梗死心电图，应注意临床特点。

疑难解答

1. 室内差异性传导与束支传导阻滞如何区分？

答：**相同点**：二者心电图波形表现相同，机制相似，均为激动下传时，遇到某一束支的不应期。**不同点**：差异性传导属生理性变化，是由于激动来得太早，某束支尚处于生理性不应期，发生在早搏或心动过速时，如心率减慢，心室传导即转为正常。束支传导阻滞属病理性变化，是由于束支本身功能障碍，传导异常，一般无论激动来的早晚，激动传导均异常，所以无论心率快慢、早搏或正常起搏，均为传导异常。

2. 双分支阻滞是指哪些部位阻滞？

答：一般指左前分支与左后分支中的一支阻滞与右束支传导阻滞。

拓展提高

一、束支传导阻滞时的心室电传导及 QRS 波形成机制（图 5-58、图 5-59，表 5-6、表 5-7）

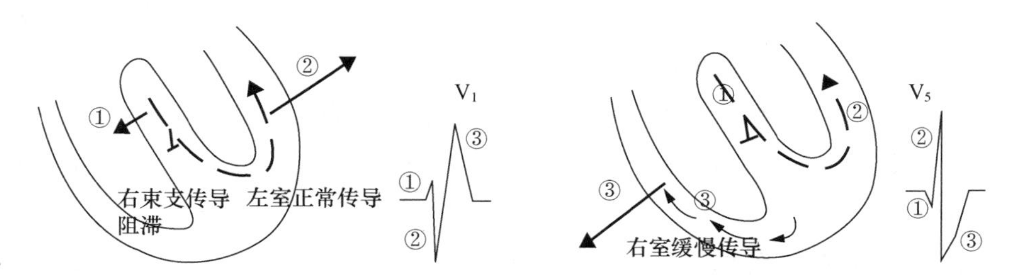

图 5-58　右束支传导阻滞心室电传导及 QRS 波形成机制

表 5-6 右束支传导阻滞机制及 QRS 波形成

除极部位		间隔	左室	右室（时间长）	间隔→左室→右室
向量		向右	向左	向右	右→左→大右
图形	V_1	r	S	R′（宽）	rSR′或宽 R 波有切迹
	V_6	q*	R	S（宽）	（q）RS、S 波粗、钝、宽

* q 波有时很小，可记录不到。

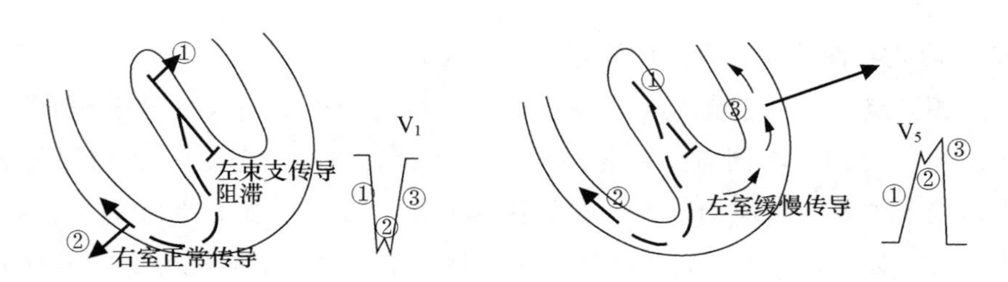

图 5-59 左束支传导阻滞及 QRS 波形成机制

表 5-7 左束支传导阻滞机制及 QRS 波形成

除极部位		间隔	右室（薄）	左室（时间长）	间隔→右室→左室
综合向量		向左	向右（小）	向左	左→右→大左
图形	V_1	q	向上切迹	S（宽）	QS 或 rS
	V_6	r	向下切迹	R′（宽）	R 宽、有切迹

注：①正常心电传导与右束支传导阻滞时，间隔向量均为由左向右，而左束支传导阻滞时的间隔向量为由右向左。

解释：从解剖及电生理角度分析，室间隔的电传导是由左束支的一个小分支（间隔支）传导的。当左束支传导阻滞时，该小分支的传导被阻断，所以间隔向量方向相反。

注：②右束支传导阻滞时，间隔-右室-左室三部分向量变化在心电图上表现明显，心电图典型，V_1 导联为 rSR′。而左束支传导阻滞时，右室的向右向量在心

电图上经常表现不明显或不显示，只表现为向左的向量，出现 V_5 导联宽 R 波而不是典型的 rSR′波。

解释：由于右室壁远薄于左室壁，所以其电激动产生向量较小，少部分的缓慢左室电激动，就可能减弱或抵消其心电向量，所以，右室图形经常不能表现出来。

二、起搏器心电图

心室起搏器经常置于右室内，电刺激先激动右室，然后沿心肌缓慢传向左室，所以，心电图图形似左束支传导阻滞。起搏器发放冲动时，产生一个陡直的电位偏转，为起搏信号，又称起搏钉，其后紧跟宽 QRS 波群（图 5-60）。

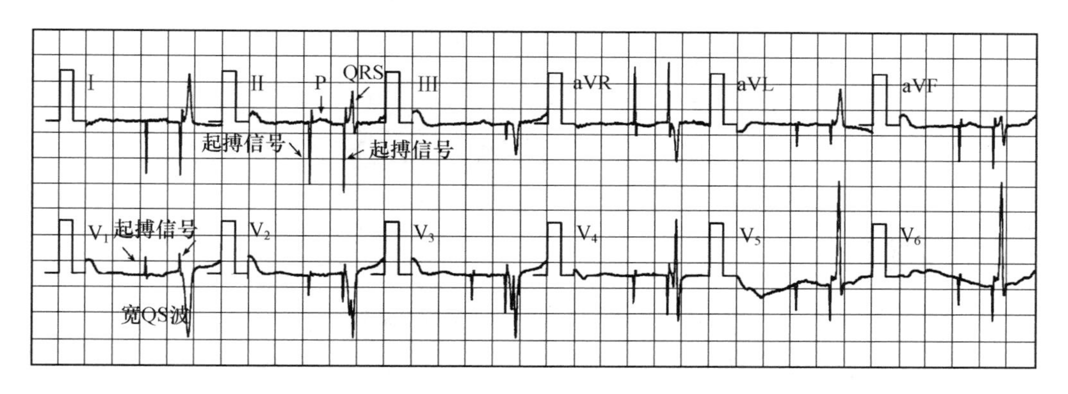

图 5-60 双腔起搏器心电图

三、室内传导阻滞时 P 波情况

多数情况下，窦性心律伴室内传导阻滞，P 波正常。但异位心律时，也可伴室内传导阻滞，此时也可无 P 波或 P 波不正常（图 5-61）。

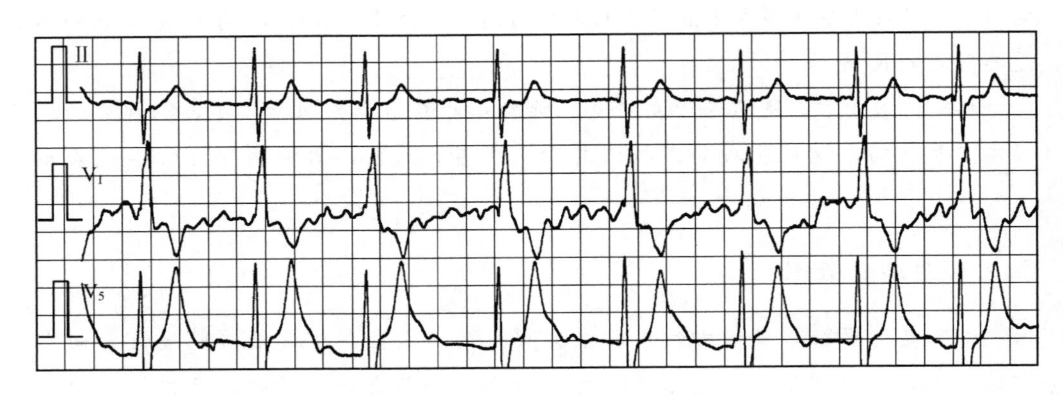

图 5-61 房颤伴右束支传导阻滞

无 P 波，有房颤波，QRS 波节律绝对不齐。V_1 导联宽 R 波且有切迹，ST 段下移，T 波倒置

第七节 预激综合征

复习与导入

1. 正常房室传导 只有一条必经途径：房室结-希氏束。

2. 关卡效应 房室结传导速度最慢，约 0.05～0.07s，又称关卡效应。其意义是使房室收缩不同步，确保心房收缩结束后心室开始收缩，保证心室的充盈。

3. 融合波 如果有两个电指令同时（或前后紧接着）激动心脏某部分，该部分的心电图表现即为融合波。如室性心动过速房室分离时，窦性指令与室性异位起搏点共同激动心室肌时，即形成介于窦性与室性特点之间的 QRS 融合波。

经典讲解

一、概述

预激即预先激动，指心室肌部分提前激动。包括 WPW 综合征、LGL 综合征、Mahaim 型预激综合征三种类型。通常指经典预激综合征，即 WPW 综合征。

1. 机制　在房室之间，除正常房室结途径外，还存在房室旁路，该路径激动传导速度快，部分心室肌在房室交界区下传激动之前，被房室旁路提前来的冲动激动。

2. 意义　平时其本身不引起症状，但由于房室间存在双路径，可引起房室折返性心动过速，合并房颤时导致快速心室率甚至室颤。

3. 治疗　根治方法：射频消融术。

二、WPW综合征（经典预激综合征）

1. 机制　房室之间旁路为Kent束，下传提前激动部分心室肌，形成δ波，房室结缓慢下传至心室的QRS波与δ波融合，形成宽QRS波（实为δ波与QRS波的融合波）（图5-62）。

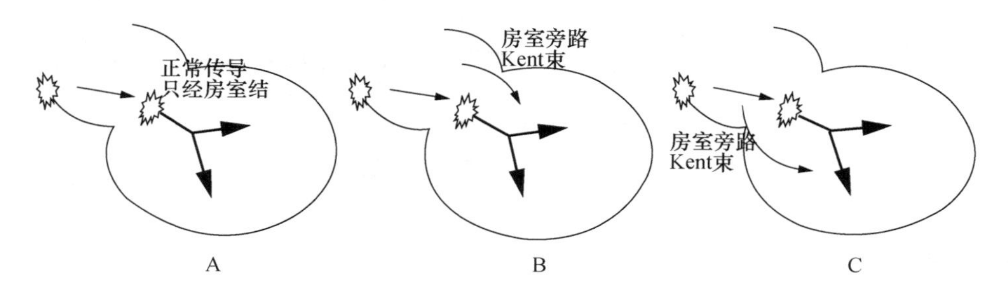

图5-62　WPW综合征（经典预激综合征）机制模式图

A：正常房室传导；B：左侧旁路；C：右侧旁路。

2. 心电图特点（图5-63）

（1）PR间期<0.12s。

（2）QRS波起始部有预激波（δ波）。

（3）QRS波增宽≥0.12s（加δ波），可有继发性ST-T改变。

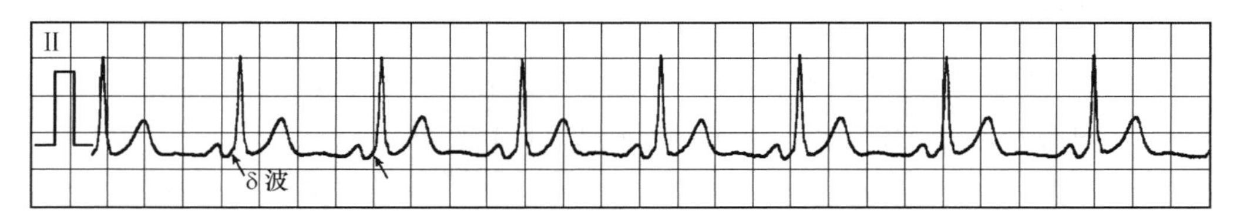

图5-63　WPW综合征（经典预激综合征）

三、LGL 综合征（短 PR 间期综合征）

1. 机制　旁路为绕过房室结的 James 束，从心房至希氏束，并不提前激动心室肌。

2. 心电图特点（图 5-64）

（1）PR 间期<0.12s。

（2）QRS 波起始部无预激波（δ 波）。

（3）QRS 波不增宽。

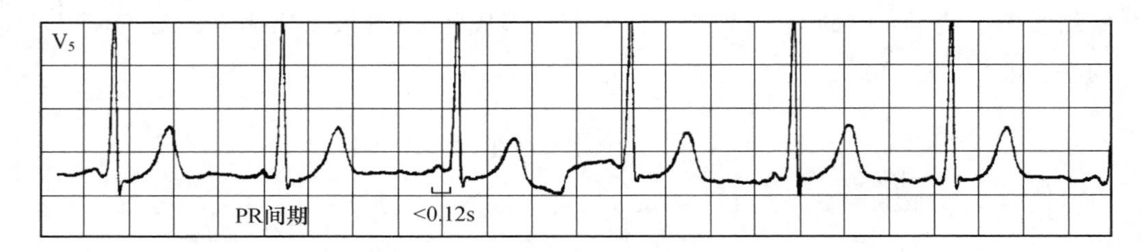

图 5-64　短 PR 间期综合征

四、Mahaim 型预激综合征

1. 机制　旁路为连接心房和心室的慢传导纤维束 Mahaim 束，心室部分提前激动，但房室传导正常或慢于正常。

2. 心电图特点

（1）QRS 波起始部有预激波（δ 波）。

（2）QRS 波增宽≥0.12s（加 δ 波），可有 ST-T 改变。

（3）PR 间期正常或延长。

要点提示

1. 名词预激综合征一般指 WPW 综合征。心电图特点：PR 间期<0.12s，QRS 波起始部有预激波（δ 波），可有继发性 ST-T 改变。

2. 大多数短 PR 间期综合征并无 LGL 预激旁路，只是房室结小或房室传导加速，称短 PR 间期综合征更为合理。Mahaim 型预激综合征也很少见。

3. 经典预激综合征（WPW 综合征）属于心律失常，但在正常情况（正常窦性频率）下，不引起症状。当某些诱因引起折返性心动过速时或并发房颤时，症状明显（详见拓展提高）。

4. 部分预激综合征图形似心肌梗死，需注意鉴别（图 5-65）。

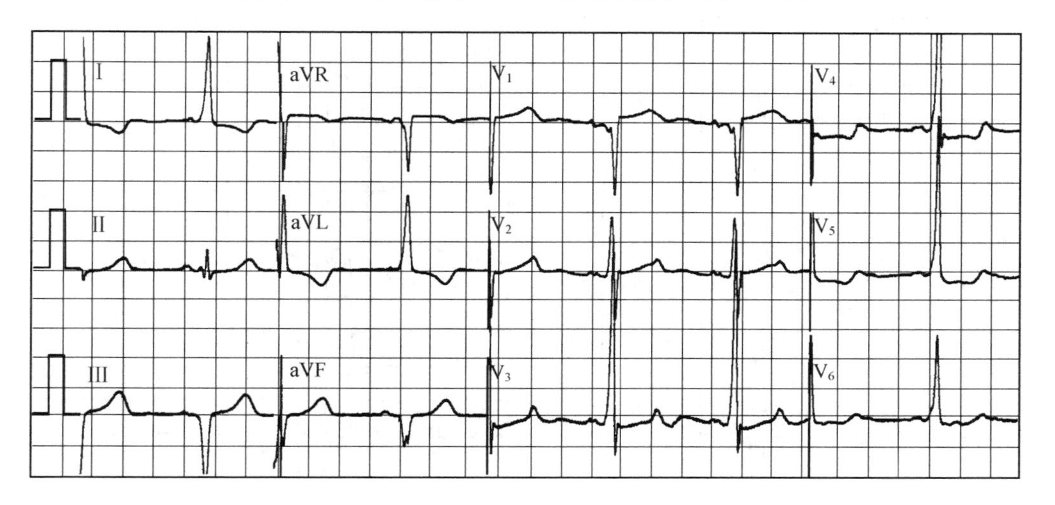

图 5-65 WPW 综合征（B 型）

胸导联、Ⅰ、Ⅱ、aVR 导联可见明显的 δ 波，PR 间期<0.12s。Ⅲ、aVF 导联上图形似心肌梗死的 QS 波，实为向下预激波与 QRS 波群叠加抵消的结果

疑难解答

1. 预激综合征属于窦性心律还是异位心律？

答：普通预激综合征是由窦房结下传指令，引起心室激动，属窦性心律。当发生房室折返性心动过速、房颤时，属异位心律。

2. 预激综合征并发心动过速时，属室上性还是室性心动过速？

答：房室折返性心动过速属于阵发性室上性心动过速（详见拓展提高）。

拓展提高

1. 预激综合征的分型（图 5-66）

A 型：旁路在左侧，右室激动偏后，心室终末向量向右，故右室导联 V_1、V_2

主波向上。

B型：旁路在右侧，左室激动偏后，心室终末向量向左，故右室导联 V_1、V_2 主波向下。

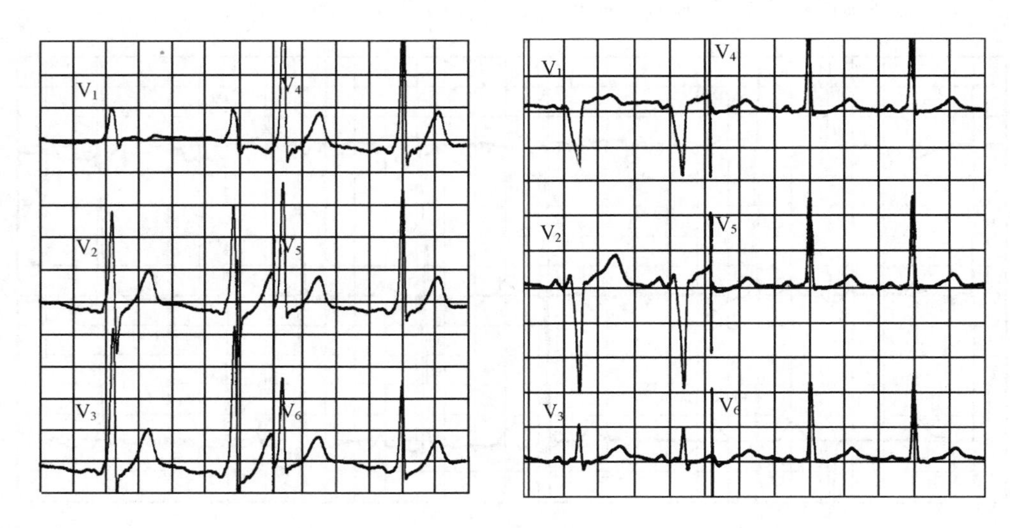

图 5-66 预激综合征（左图为 A 型、右图为 B 型）

2. 预激综合征合并房颤

心电图特点：心室率可极快，不见房颤波，QRS 波节律绝对不齐。QRS 波形态可有宽有窄、宽窄不一（房室结下传时窄，旁路下传时宽，旁路与房室结共同下传时起始部宽）（图 4-67）。

要点：

经房室结下传心室：表现为窄 QRS 波。

经旁路下传心室：表现为宽 QRS 波。

经旁路（先）与房室结共同下传：表现为起始部为预激波的宽 QRS 波——典型的预激形态。

意义：理论上，预激合并房颤为室上性心动过速，但其临床表现及危险性同室速，极快的心室率可导致室颤。

处理：禁用洋地黄、钙通道阻滞剂，因会减慢房室结传导，加速旁路传导。β受体阻滞剂相对禁忌。用胺碘酮、普罗帕酮对两条路径均有抑制作用。

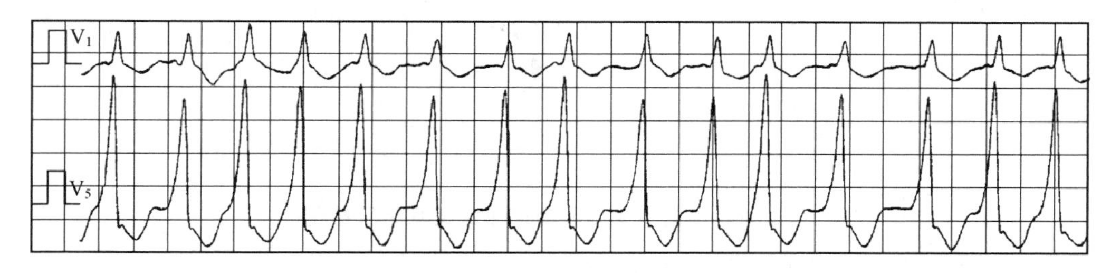

图 5-67　预激综合征合并房颤

无 P 波，QRS 波节律绝对不齐，心室率快，QRS 波形态不一，起始部有 δ 波

3. 预激综合征合并房室折返性心动过速（表 5-8，图 5-68、图 5-69）

表 5-8　预激综合征合并房室折返性心动过速的不同类型

	窦性心律时		房室折返性心动过速发作时	
类型	传导途径	心电图图形	传导途径	心电图图形
顺向型	旁路（先）与房室结共同下传	典型预激图形（有 δ 波的宽 QRS 波）	遇旁路不应期 房室结下传 旁路逆传	窄 QRS 波
逆向型（少见）	旁路（先）与房室结共同下传	典型预激图形（有 δ 波的宽 QRS 波）	遇房室结不应期 旁路下传 房室结逆传	完全预激图形 宽 QRS 波
隐匿型	只房室结下传 有旁路无下传功能	正常心电图（窄 QRS 波）	房室结下传 旁路逆传（错过不应期）	窄 QRS 波
折返机制：均为适时的房性早搏下传心室时，恰好遇到一条通路的不应期，只能经另一条通路下传，经前者逆传，形成折返。				
处理：经房室结下传（顺向型、隐匿型）的折返性心动过速（窄 QRS 波）可按室上性心动过速处理。				

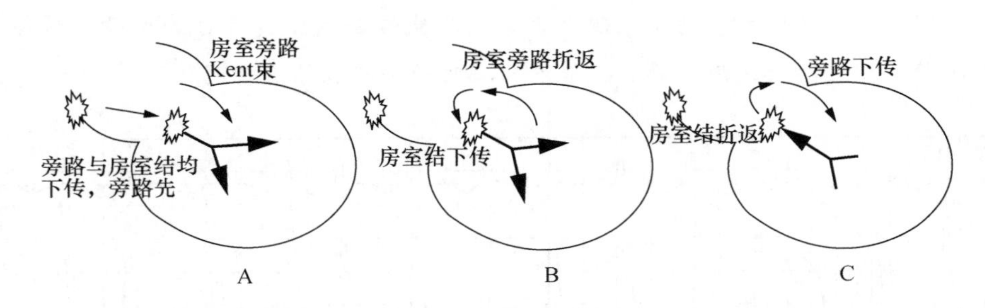

图 5-68　房室折返性心动过速发生机制示意图

A：顺向型（平时）；B：顺向型（隐匿型）心动过速；C：逆向型心动过速

病例：女，26 岁，因突然发作的头晕、心悸急诊（见图 5-69）

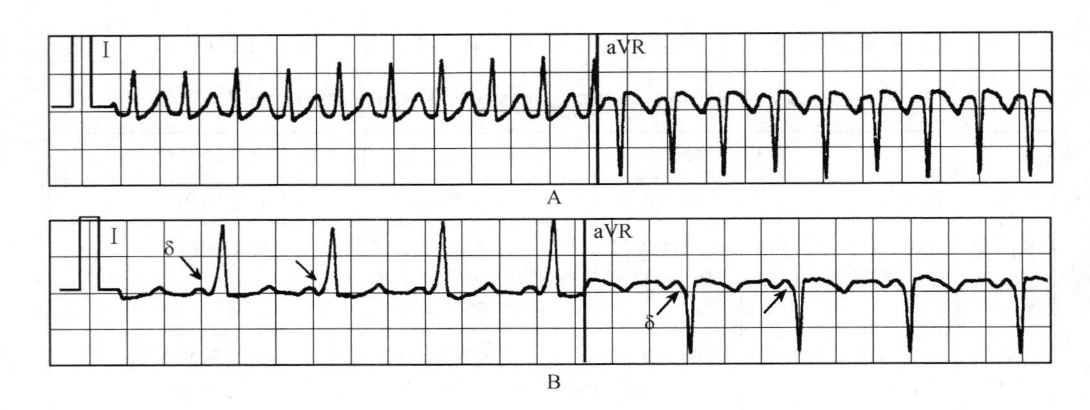

图 5-69　发作时（A）与发作后（B）心电图

A：预激综合征室上性心动过速发作（顺向型）时，无 P 波，QRS 波节律绝对齐，心室率快，窄 QRS 波，起始部无 δ 波；B：预激综合征窦性心律时，有 P 波，PR 间期<0.12s，QRS 波节律齐，心室率正常，宽 QRS 波，起始部有 δ 波

4. 预激图形的多样性

预激波的方向可以与 QRS 波起始方向一致，也可以相反，由预激旁路的位置决定，位置不同，其产生的向量方向就不同、预激波的方向也就不同，决定预激旁路位置常重点看 V_1、Ⅰ、aVL 导联。

第五章复习总结

一、心律失常分类

起搏异常：窦性：心动过速、心动过缓、心律不齐、窦性停搏、窦房传导阻滞
　　　　　异位：按快慢：主动快速：早搏 、心动过速
　　　　　　　　　　　　被动缓慢：逸搏、逸搏心律
　　　　　　　　按部位：房性、交界性、室性
传导异常：传导阻滞：窦房、房内、房室、室内
　　　　　传导途径异常：预激综合征

二、期前收缩

复习表 5-1　不同早搏特点

早搏类型	P 波有无、形态	PR 间期	QRS 波	其他
房早	有、正向或逆向	大于 0.12s	多正常（可为宽 QRS 波）	P 波后可无 QRS 波
交界性早搏	有逆 P′波或无 P 波	＜0.12s	多正常（可为宽 QRS 波）	逆 P′波可在 QRS 波后
室早	无相关 P 波	无	宽 QRS 波	
共同点	所有早搏均为在规律的窦性搏动基础上，出现提前激动。			

复习表 5-2　判断早搏方法

提前波型	PR 间期		QRS 波群		
	＞0.12s	＜0.12s	窄	宽	无
P 波正向	房早	多不相关	房早	房早（伴差异性传导）	房早（未下传）
P 波逆向	房早	交界性早搏	房早、交界性早搏	房早、交界性早搏（伴差异性传导）	房早、交界性早搏（未下传）
无 P 波	—	—	交界性早搏	多为室早	停搏

三、异位心动过速

复习表 5-3 异位心动过速总结

心动过速类型	心室率	心律	QRS 波宽窄
阵发性室上性	快（160～250 次/分）	绝对齐	窄 QRS 波（多）
室性	快（140～200 次/分）	齐	宽 QRS 波
非阵发性交界性	正常或稍快（70～130 次/分）	齐	窄 QRS 波
非阵发性室性	正常（60～100 次/分）	齐	宽 QRS 波

注：非阵发性又称加速性自主心律。

四、扑动与颤动总结

类型	心房波	心室波
房扑	无 P 波，有规则大锯齿 F 波	QRS 波节律多齐
房颤	无 P 波，有不规则小锯齿 f 波	QRS 波节律绝对不齐
室扑	无 P 波	无 QRS 波，代之以规则大锯齿波
室颤	无 P 波	无 QRS 波，代之以不规则小锯齿波

五、房室传导阻滞

复习表 5-4 房室传导阻滞总结

类型	PR 间期	QRS 波
一度	固定，延长	无脱漏
二度	固定或不固定	部分脱漏
二度Ⅰ型	不固定，渐长→QRS 波脱漏，循环	部分脱漏
二度Ⅱ型	固定，正常或延长	部分脱漏
三度	不固定，P 波与 QRS 波无关	QRS 波为逸搏心律

六、室内传导阻滞

室内传导阻滞总结

右束支传导阻滞：V_1 导联呈“M 头”或宽 R 波
左束支传导阻滞：V_6 导联呈无 q 波的“M 头”或宽 R 波
左前分支阻滞：电轴显著左偏（−90°～−45°），窄 QRS 波
左后分支阻滞：电轴显著右偏（120°～180°），窄 QRS 波

七、心律失常综合

复习表 5-5 快速性窄 QRS 波（室上性）心律失常总结

类型	QRS 波节律	频率	P 波	PR 间期
窦速	整齐	多＜150 次/分	正向	正常或略短
房速	整齐或不齐*	多＞150 次/分	正向，与窦性 P 波形态不同或逆 P 波	与窦性不同 ＞0.12s
阵发性室上速	绝对整齐	150～240 次/分	无 P 波或为逆 P 波	—
房扑	整齐或不齐*	不定， 多 75～150 次/分	无 P 波，扑动波频率 250～350 次/分	—
房颤	绝对不齐	不定	无 P 波，颤动波频率 350～600 次/分	—

* 非绝对不齐。

复习表 5-6 快速性宽 QRS 波心律失常

类型	QRS 波节律	频率（次/分）	P 波	PR 间期
室速	整齐	140～200	无或房室分离	—
阵发性室上速伴差异性传导	绝对整齐	150～240	无 P 波或为逆 P 波	＜0.12s
预激综合征室上速发作	整齐	150～240	无 P 波或逆 P 波（前或后）	＜0.12s
预激综合征伴房颤	绝对不齐	多＞200	无 P 波	
房速伴差异性传导	整齐或不齐*	多＞150	正向，与窦性 P 波形态不同或逆 P 波	＞0.12s
房扑 伴束支传导阻滞	整齐或不齐*	不定	无 P 波，扑动波频率 250～350 次/分	—
房颤 伴束支传导阻滞	绝对不齐	不定	无 P 波，颤动波频率 350～600 次/分	—

* 非绝对不齐，房速时伴房室传导阻滞导致不齐，房扑时不等比传导导致不齐。

复习表 5-7 缓慢性心律失常

类型	QRS 波节律	P 波	PR 间期	QRS 波宽窄
窦性心动过缓	整齐	有、正常	正常	多窄*
逸搏心律	基本整齐	无 P 波、正向 P 波或逆向 P 波	>0.12s（房性） <0.12s（交界性）	室性宽 室上性多窄
三度房室传导阻滞	多整齐	多为正常 P 波	P 波与 QRS 波无关	室性逸搏宽 室上性多窄
二度房室传导阻滞	不齐、或齐（等比下传）	多正常 P 波	PR 间期固定 或规律变化‡	多窄
房扑	整齐或不齐	无 P 波 以扑动波代替	—	多窄
房颤	绝对不齐	无 P 波 以颤动波代替	—	多窄

注：* 伴束支传导阻滞时为宽 QRS 波。
‡ 指 PR 间期渐长，直至 QRS 波脱漏，再一次循环。

复习表 5-8 正常心脏频率下心律失常总结

类型	节律	P 波	PR 间期	QRS 波群
窦性心律不齐	明显不齐	窦性 P 波	正常	多窄
加速性交界性心律	多齐	无 P 波或逆 P 波	无或短	多窄
加速性室性心律	多齐	无	无	宽
房扑	齐或不齐	无 P 波，由扑动波代替	—	多窄
房颤	绝对不齐	无 P 波，由颤动波代替	—	多窄
束支传导阻滞	齐	窦性	正常	宽（后半部）
预激综合征	齐	窦性	短	宽（起始部）

复习表 5-9 各类型传导阻滞特点

部位	窦房阻滞	房内阻滞	房室阻滞	束支阻滞	分支阻滞
异常点	P 波节律异常	P 波增宽	PR 间期异常	QRS 波异常、增宽	QRS 波电轴偏移

复习表 5-10　心传导系统正常与否的判断

异常部位	**重点观察导联**	**重点看内容**	**重要异常点**
窦房结	Ⅱ、aVR	P 波方向、形态、节律	无 P 波或 P 波形态、方向异常
窦房结→心房	全部，尤其是Ⅱ、V_1	PP 间期长短 有无规律性变化	长 PP 间期＝整数倍规律 PP 间期 或 PP 间期渐短直到 P 波脱漏
心房内	全部，尤其是Ⅱ、V_1	P 波宽度	P 波增宽
房室交界区	全部，尤其是Ⅱ、V_1	PR 间期是否固定、长短、有无规律性变化	一度：PR 间期延长 二度：有 QRS 波脱漏 三度：P 波与 QRS 波关系不固定、无规律
心室 左、右束支	V_1、V_6	QRS 波形态、时间	右束支：V_1 导联：rsR′型 左束支：V_6 导联：宽 R 波
左前分支、左后分支	Ⅰ、Ⅲ	QRS 主波方向确定电轴偏移	左前分支：严重左偏 左后分支：严重右偏

第六章　心肌缺血和心肌梗死

由于冠状动脉疾病导致心肌供血障碍，心肌缺血。短暂的或轻度的心肌供血障碍，称心肌缺血；严重而持续的供血障碍导致心肌梗死。

第一节　心肌梗死

复习与导入

1. 正常 T 波特点

（1）意义：反映心室肌快速复极。

（2）形态：圆钝、双支不对称（前支缓，后支陡）。

（3）方向：多同 QRS 波（在 V_1 导联，常可不同）。正常于Ⅰ、Ⅱ导联正向，aVR 导联负向，V_4～V_6 导联正向。

（4）电压：≥1/10R，一般不高于 1.5mV。

2. 正常 ST 段特点

（1）意义：反映心室肌缓慢复极。

（2）正常：下移＜0.05mV，抬高多＜0.1mV。ST 段抬高形式的意义更大。

3. 正常 q 波特点

（1）形成机制：间隔 q 波，即正常室间隔除极由左向右，产生向右的小向量。

（2）出现导联：在左室导联，如Ⅰ、Ⅱ、aVL、V_5、V_6 等导联可见小 q 波。

（3）正常值：除 aVR 导联外，时间＜0.04s，电压＜1/4R 波，超过此限值即为异常 Q 波（病理性 Q 波）。

（4）正常变异：单独Ⅲ导联或 aVL 导联可出现 Q 波，V_1 导联可呈 QS 波但不可有小 q 波。

经典讲解

一、基本图形

从电生理角度分析："缺血型"→"损伤型"→"坏死型"，即 T→ST→Q 变化。

心肌正常收缩，依赖于正常的心电活动，除极与复极是产生心电的基础，心肌复极过程是离子从低浓度向高浓度主动转运的过程，能量消耗需要大。在心肌缺血的早期，首先引起快速复极异常，即 T 波改变，称"缺血型"改变。持续缺血，导致缓慢复极异常，即 ST 段改变，称为"损伤型"改变。持续严重缺血，最终导致除极异常，出现病理性 Q 波，称为"坏死型"改变。

从心脏解剖结构的角度分析：内膜下→透壁。

冠状动脉走行于心外膜下，与心内膜面的距离远于与心外膜面的距离，且心室腔内高压，使心内膜面易首先缺血，严重持续的冠状动脉疾病很快进展为透壁缺血。

（一）"缺血型"改变：T 波改变

1. "缺血型"T 波的特点及意义（图 6-1）

（1）内膜下缺血：T 波高耸直立。

（2）透壁或外膜下缺血：T 波倒置。对称、倒置、深尖的 T 波称为冠状 T 波，多反映心肌缺血。

2. T 波改变的鉴别　并非所有 T 波改变均为心肌缺血或心肌梗死。

（1）T 波高尖还常见于：

①正常年轻人：多高尖但不对称（图 6-2 右）。

②高血钾：高尖对称，呈帐篷样（图 6-2 左）。

（2）显著 T 波倒置还常见于：

①正常倒置：在 QRS 主波向下的导联，T 波与 QRS 主波方向一致向下（如 aVR、V_1 导联，儿童右胸导联）。

②继发于宽 QRS 波之后：如左、右束支传导阻滞，预激综合征，心室起搏等，在宽大畸形的 QRS 波之后出现的 ST 段下移、T 波倒置。

③继发于高电压 QRS 波之后：左右心室肥大、肥厚型心肌病等，在相应导联（左室肥厚在左室导联，右室肥厚在右室导联）出现 ST 段下移、T 波倒置。

④正常变异：成人心电图表现为儿童特点，为幼稚型 T 波。

⑤急性脑血管意外：如蛛网膜下腔出血、脑出血时，出现宽大、不对称、倒置的 T 波。

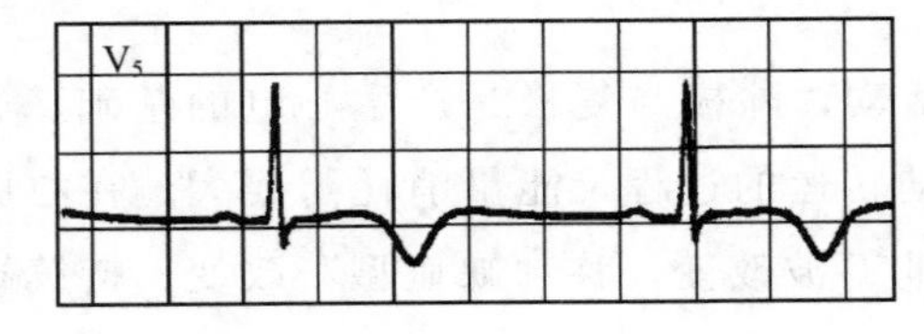

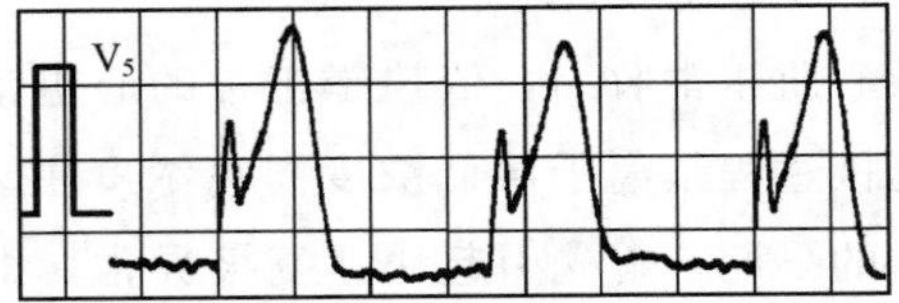

图 6-1 T 波异常

左图：V_5 导联，窄 QRS 波，主波向上，T 波正常应向上，该 T 波对称、倒置、较深尖，为冠状 T 波。本例为心肌缺血

右图：V_5 导联，窄 QRS 波，主波向上，T 波正常应向上。该 T 波高尖、大于 1.5mV，为高尖 T 波，伴 ST 段上斜型明显抬高，故应结合临床，重视该心电图的临床意义。本例为心肌梗死超急性期

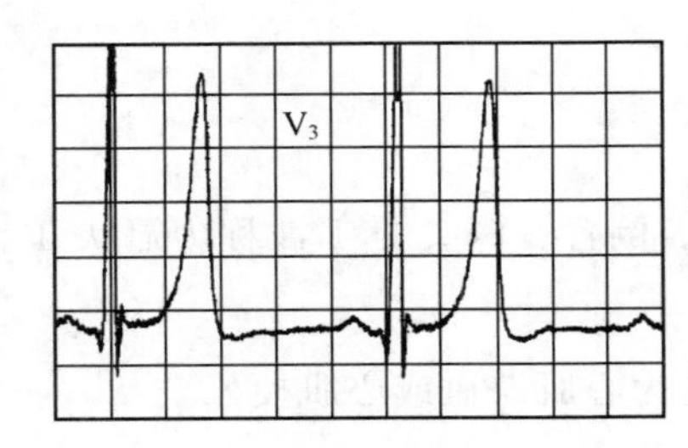

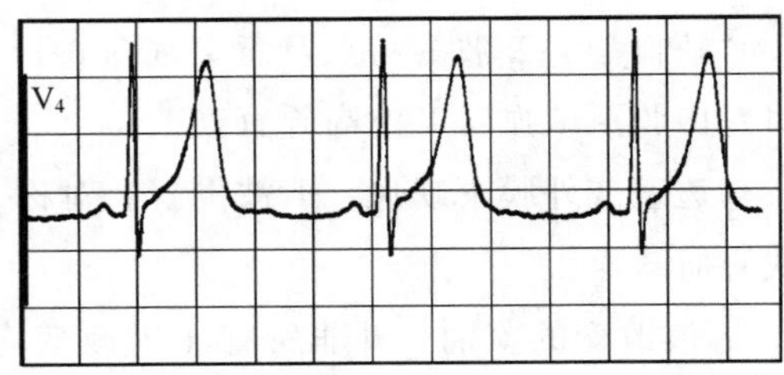

图 6-2 T 波高尖

左图：T 波高尖对称，呈帐篷样，不伴 ST 段改变及病理性 Q 波，为高血钾

右图：T 波高尖但不对称，ST 段上斜型抬高，无病理性 Q 波，应结合临床考虑其意义，本例为正常人

（二）“损伤型”改变：ST 段偏移

1.“损伤型”ST 段偏移的特点及意义

（1）内膜下缺血、损伤：ST 段下移，表现为水平型、下斜型下移（图 6-3）。

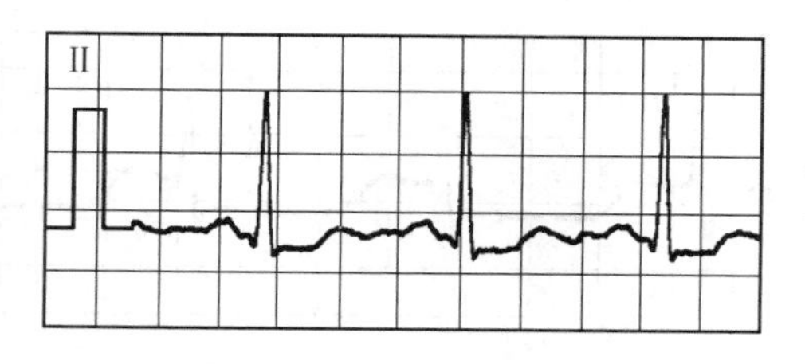

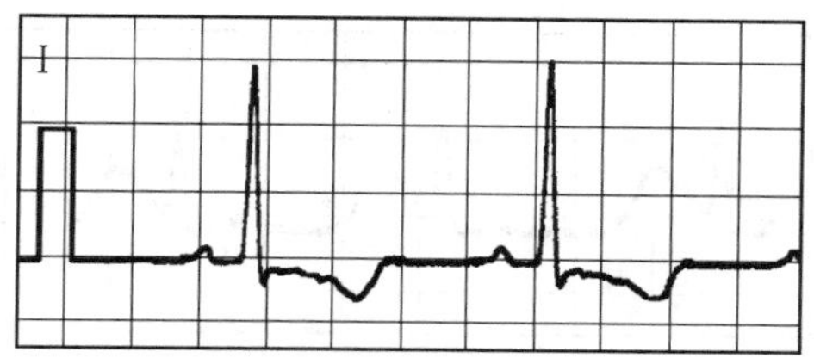

图 6-3 ST 段下移

左图：Ⅱ导联，窄 QRS 波，且主波方向正常，ST 段水平下移约 0.1mV，需结合临床考虑其意义

右图：Ⅰ导联，窄 QRS 波，且主波方向正常，ST 段下斜型下移约 0.1mV，且 T 波倒置，需结合临床考虑其意义

（2）外膜下损伤、透壁损伤：ST 段抬高，表现为弓背向上型、单向曲线型、上斜型抬高等（图 6-4、图 6-5）。

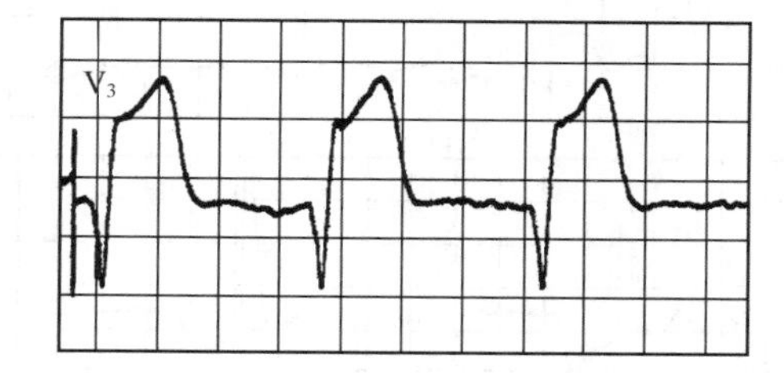

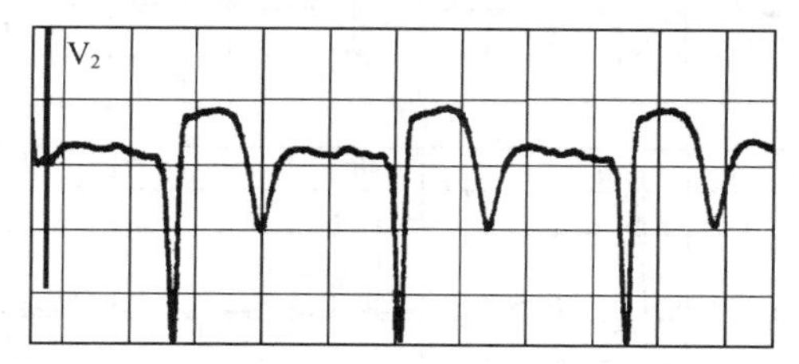

图 6-4 ST 段弓背向上型抬高

左图：V_3 导联，正常 QRS 波不应为 QS 型，该图 QS 波为异常 Q 波，且 ST 段弓背向上型抬高约 1.0mV，与高耸直立的 T 波相连，故该图临床意义极大。本例为心肌梗死急性期

右图：V_2 导联，窄 QRS 波且主波方向正常，ST 段弓背向上型抬高约 0.3mV，且 T 波倒置，应结合临床重视其意义。本例为心肌梗死急性期

2. ST 段改变的鉴别　并非所有 ST 段改变均为心肌缺血或心肌梗死。

（1）ST 段下移还常见于：

①继发于宽 QRS 波之后：如左、右束支传导阻滞，WPW 预激综合征，心室起搏等，在宽大畸形的 QRS 波之后出现的 ST 段下移、T 波倒置（图 6-6）。

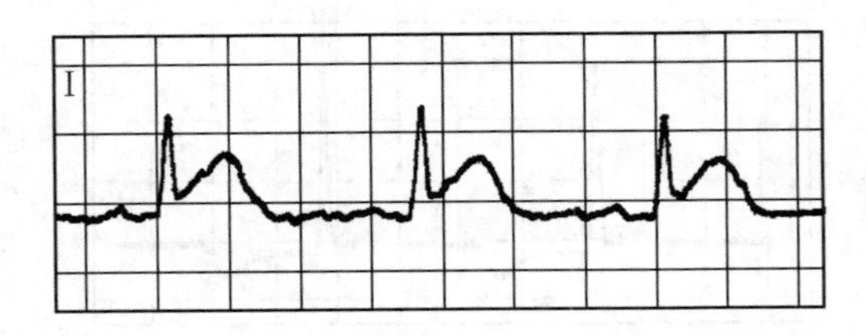

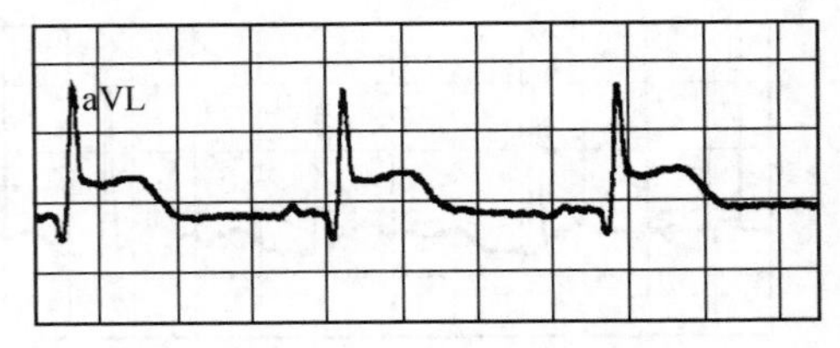

图 6-5 ST 段上斜型、水平型抬高

左图：Ⅰ导联，窄 QRS 波，且主波方向正常，但 ST 段上斜型抬高，此图意义应结合临床，于心肌梗死超急性期可出现，于正常人也可出现。本例为心肌梗死超急性期

右图：aVL 导联，窄 QRS 波，且主波方向向上。但 ST 段抬高明显，应结合临床重视其意义。本例为急性心肌梗死

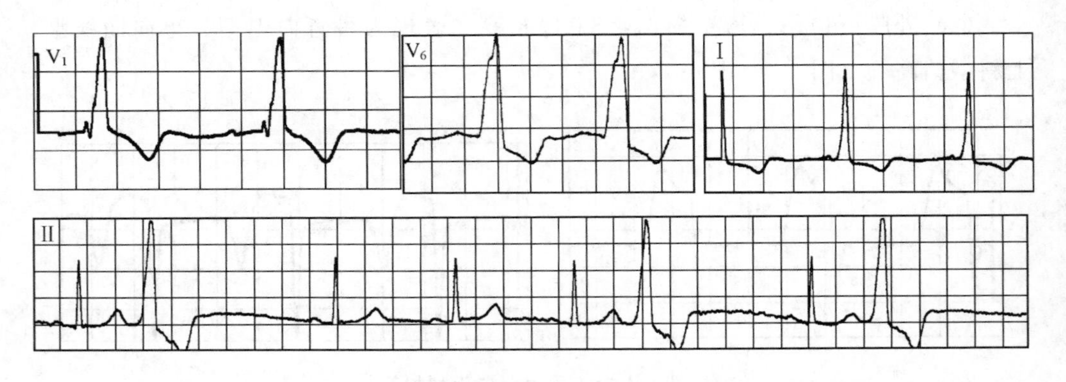

图 6-6 继发于宽 QRS 波之后的 ST-T 改变（ST 段下移、T 波倒置）

上图左：完全性右束支传导阻滞：V_1 导联呈宽 rsR′波，继发性 ST 段下移、T 波倒置

上图中：完全性左束支传导阻滞：V_6 导联呈宽 R 波，有切迹，继发性 ST 段下移、T 波倒置

上图右：预激综合征：Ⅰ导联 QRS 波起始部有预激波，PR 间期短，继发性 ST 段下移、T 波倒置

下图：室性早搏：第 2、6、8 搏为室性早搏，宽 QRS 波后继发性 ST 段下移、T 波倒置

②继发于高电压 QRS 波之后：左、右心室肥大，肥厚型心肌病等，在相应导联（左室肥厚在左室导联，右室肥厚在右室导联）出现 ST 段下移、T 波倒置（图 6-7）。

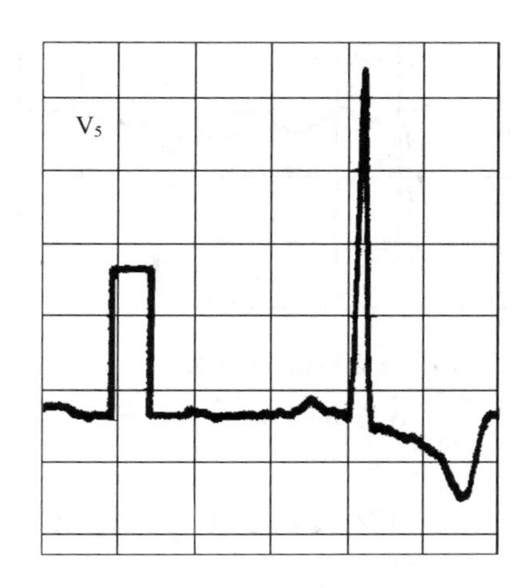

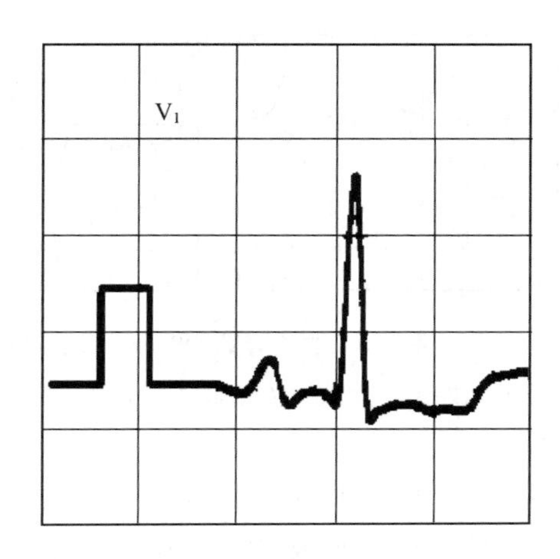

图 6-7 继发于心室肥厚的 ST-T 改变（ST 段下移、T 波倒置）

左图：V_5 导联，QRS 波为窄 R 型，高电压，正常 T 波应向上。本图 ST 段下斜型下移，T 波倒置，为左室肥厚

右图：V_1 导联，QRS 波为窄 Rs 型，高电压，ST 段下移，T 波倒置，本例为右室肥厚

③继发于心动过速后：在室上性心动过速心室率特别快时，可出现 ST 段下移。

④药物、电解质影响：低血钾时，ST 段轻度下移伴 U 波增高。洋地黄效应时，ST 段下斜型或水平型下移，与负正双向的 T 波相连续，呈鱼钩样改变。

⑤非特异性的 ST-T 改变：ST 段轻度下移，T 波低平或轻微倒置。

（2）ST 段抬高还常见于：

①急性心包炎：广泛导联的 ST 段抬高。

②正常变异：早期复极综合征。呈高起点、上斜型抬高，无对应性改变，无动态演变，无其他异常。

③继发于异常 QRS 波之后：左束支传导阻滞时右胸导联呈 QS 波或 rS 波时，ST 段抬高、T 波高尖（图 6-8）。

④急性心肌炎：心肌炎心电图变化多样，偶尔严重的急性心肌炎与急性心肌梗死相似，出现 ST 段抬高和进展的病理性 Q 波，应结合患者年龄及临床病情进展加以判断。

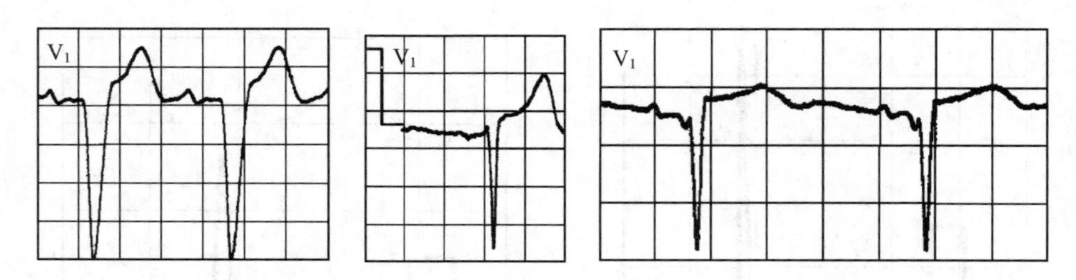

图 6-8 右胸导联 QS（rS）波、继发于 QS（rS）波之后的 ST 段抬高

左图：左束支传导阻滞；中图：左室肥大；右图：B型 WPW 预激综合征

（三）“坏死型”改变 q 波改变（病理性 Q 波、异常 Q 波、坏死型 Q 波）

1. 异常 Q 波形成机制 窗口学说

（1）正常心室除极顺序、心电向量变化及心电图特点（图 5-52）：

首先室间隔除极，向量向右，形成小 q 波，然后左右心室同步除极，综合向量向左，左胸导联呈现大 R 波，右胸导联呈现大 S 波。

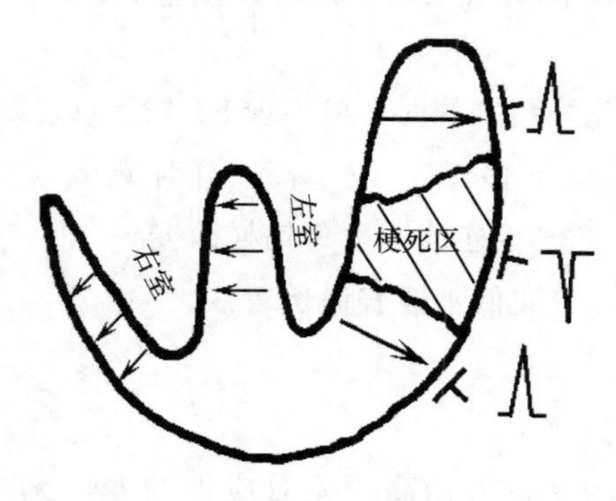

图 6-9 心肌梗死 Q 波形成机制示意图

（2）左室某部分梗死，心电消失时，该对应位置电极记录的综合向量只有右室向右的心电向量，故左胸导联记录到的波形为 Q 波或 QS 波（图 6-9）。

2. 心肌梗死异常 Q 波的临床意义 单部位、大病灶、透壁心肌坏死。

3. 异常（病理性）Q 波的鉴别 并非所有病理性 Q 波均为心肌梗死。

（1）正常变异：除 aVR 导联外，单独Ⅲ导联或 aVL 导联也可出现 Q 波或 QS 波，aVF 导联有时也可出现 q 波，V_1 导联可呈 QS 波但不可有 q 波，与心脏位置、体型、体位及呼吸等因素有关。

（2）左束支传导阻滞：V_1、V_2 导联出现 QS 波，伴 ST 段抬高、T 波高尖，QS 波在下行时，常有切迹或顿挫。且在 V_5、V_6 导联出现宽 R 波（常有切迹）及继发性 ST-T 改变。

（3）WPW 预激综合征（B型）：右侧房室旁路导致 V_1（有时 V_2）导联呈 QS

波，在 QRS 波起始部可见预激波，且 PR 间期缩短。

（4）其他：急性心肌炎、肥厚型心肌病、肺部疾病、左室肥厚、右室肥厚、急性脑血管意外（短暂 Q 波）、右位心等均可能出现异常 Q 波。

二、心肌梗死的图形演变及分期（表 6-1，图 6-10）

（一）面向梗死心肌区域的导联，随时间出现有规律的动态演变

1. 超急性期　T 波高耸直立，有或无 ST 段上斜型抬高，无病理性 Q 波，R 波可增高。

2. 急性期　ST 段抬高：呈单向曲线或弓背状，抬高→最高→回落；病理性 Q 波：无→有→加深；T 波：直立→倒置；R 波：高→正常→降低。

3. 亚急性期（近期）　ST 段回落至基线，T 波倒置（渐浅），病理性 Q 波存在。

4. 陈旧期　病理性 Q 波存在，ST 段正常，T 波正常或倒置。

（二）与坏死区相对应的导联　多出现相反的图形，如与 ST 段抬高导联相对应的导联出现 ST 段下移。

表 6-1　心肌梗死的图形演变及分期

<table>
<tr><th colspan="2"></th><th>超急性期（早期）</th><th>急性期</th><th>亚急性期</th><th>陈旧期</th></tr>
<tr><td colspan="2">时间</td><td>数分钟至数小时</td><td>数小时至数周</td><td>数周至数月</td><td>3～6 个月之后</td></tr>
<tr><td colspan="2">基本表现</td><td>缺血型、损伤型</td><td>缺血型、损伤型、坏死型</td><td>坏死型、缺血型</td><td>坏死型（缺血型）</td></tr>
<tr><td rowspan="3">心电图特点</td><td>T</td><td>高耸直立</td><td>直立→倒置</td><td>倒置（渐浅）</td><td>正常或倒置</td></tr>
<tr><td>ST</td><td>正常或
上斜型抬高</td><td>抬高：弓背状或单向曲线</td><td>回落至基线</td><td>正常</td></tr>
<tr><td>Q</td><td>无</td><td>无→出现</td><td>存在</td><td>存在</td></tr>
<tr><td colspan="2">图形</td><td></td><td></td><td></td><td></td></tr>
<tr><td colspan="2">提示</td><td colspan="4">以上心电图 ST-T 改变特点，为面向坏死区导联出现的图形，而与坏死区相对应的导联多出现相反的图形（如 ST 段下移）。</td></tr>
</table>

病例 1：男，61 岁，急性胸痛近 2h 就诊。发病后 2h、22h、17 天后三次心电图资料见图 6-10。

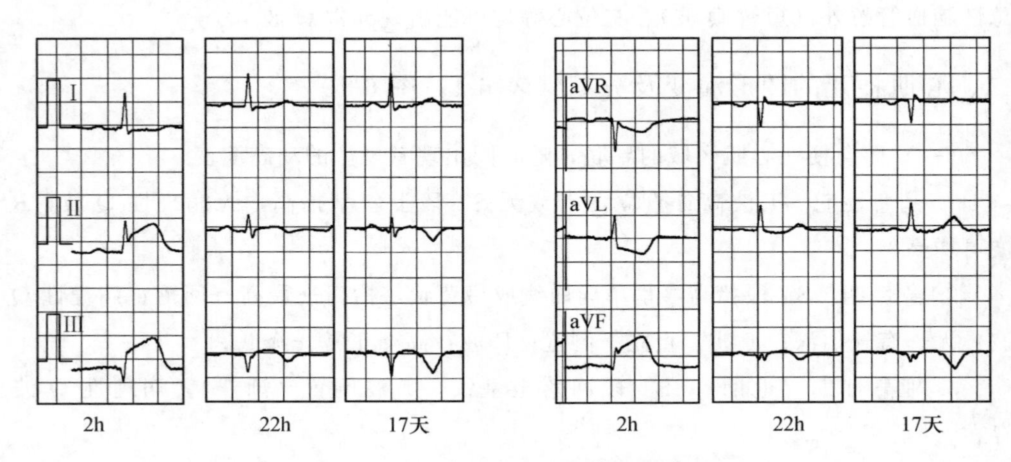

图 6-10 下壁心肌梗死急性期演变过程

三、心肌梗死的诊断、定位

（一）典型心肌梗死的心电图诊断

典型心肌梗死指的是左室、透壁、大病灶、单部位的心肌梗死。

1. 典型心肌梗死心电图图形　病理性 Q 波、ST 段抬高、T 波倒置三种图形同时出现。

2. 心肌梗死的定位　依病理性 Q 波出现的导联（图 6-11 至图 6-13）

出现病理性 Q 波导联	梗死定位
V_1、V_2、V_3	前间壁
V_3、V_4、V_5	前壁
V_5、V_6	前侧壁
V_1～V_5（V_6）	广泛前壁
Ⅰ、aVL	高侧壁
V_5、V_6、Ⅰ、aVL	侧壁
Ⅱ、Ⅲ、aVF	下壁

病例 2：男，58 岁，胸部剧烈疼痛 3h（图 6-11）。

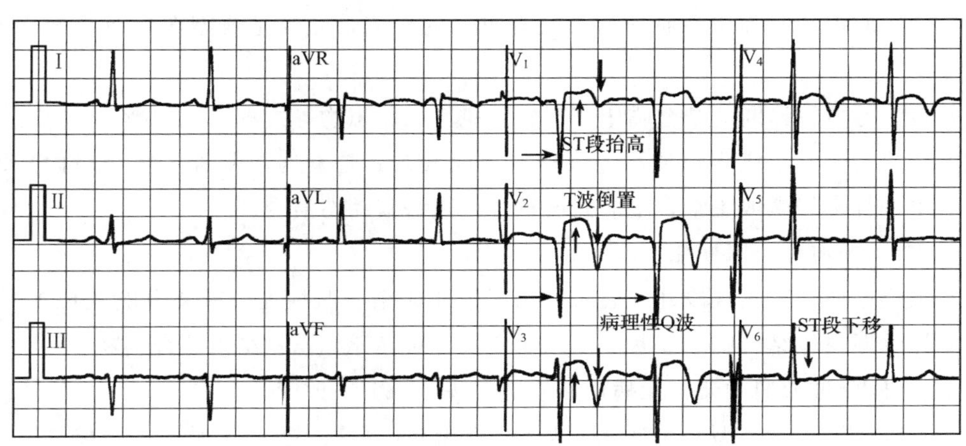

图 6-11 急性前间壁心肌梗死

V_1、V_2、V_3 导联 ST 段弓背型抬高、T 波倒置，V_1、V_2 导联病理性 QS 波，V_6 导联 ST 段水平型下移

病例 3：男，67 岁，剧烈胸部疼痛 5h（图 6-12）。

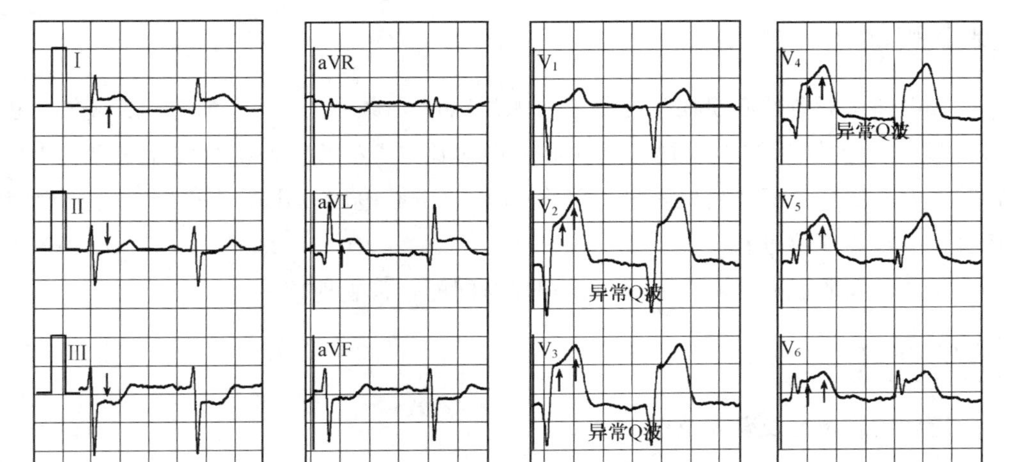

图 6-12 急性广泛前壁、高侧壁心肌梗死，左前分支阻滞

电轴左偏，Ⅱ、Ⅲ、aVF 导联呈 rS 型，$S_{Ⅲ}>S_{Ⅱ}$，Ⅰ、aVL 导联呈 qR 型，$R_{aVL}>R_{Ⅰ}$，诊断为左前分支阻滞

V_1～V_4 导联呈 QS 波，ST 段弓背型抬高、T 波高尖，Ⅰ、aVL、V_5、V_6 导联 ST 段抬高，Ⅱ、Ⅲ、aVF 导联 ST 段下斜型下移，T 波倒置，符合心肌梗死急性期改变

3. 心电图诊断与临床诊断

(1) 心电图对临床心肌梗死诊断有重要的价值，尤其是典型图形改变及动态演变。

(2) 心电图诊断应结合临床表现、心肌坏死标志物等检查综合判断。

(3) 对于有临床表现的高危人群，初诊（尤其是发病数分钟至数小时内）即使心电图异常轻微或正常，也应高度重视，追踪其动态演变。

（二）非典型心肌梗死

典型心肌梗死表现以外的心肌梗死属于非典型心肌梗死。其心电图表现多样，其临床诊断更应结合临床症状、动态演变及心肌坏死标志物结果综合判断。

1. 非 Q 波心肌梗死：无病理性 Q 波，只有 ST-T 改变。

2. 非 ST 段抬高型心肌梗死：无 ST 段抬高，只有 ST 段下移、T 波倒置，或单纯 T 波倒置。

3. 右室心肌梗死（详见拓展提高）。

4. 心房心肌梗死（详见拓展提高）。

要点提示

心电图诊断急性心肌梗死应“瞻前顾后”、“左顾右盼”，“瞻前”即观察心电图动态演变，“顾后”即重视与既往心电图对比。“左顾”即结合临床表现，“右盼”即做心肌坏死标志物的检查。不能单凭一份心电图作出临床诊断。有典型症状时，一定不能放过。

超急性期心肌梗死心电图也可出现短时间的正常表现。

基础链接

冠状动脉走行及营养范围

右冠状动脉先走行于冠状沟内，在心脏右缘发出右缘支主要为右室供血。沿冠状沟向后行至后室间沟为左右心室后下壁供血，且供应窦房结和房室结。

左冠状动脉在主动脉窦发出后，分为前降支与回旋支。前降支走行于前室间沟，主要为左室前壁供血，回旋支沿冠状沟向左后行，主要为左室前侧壁供血。

特别提示：冠状动脉的走行与供血可有变异。

总结：右冠状动脉：左室下壁、后壁、右室、窦房结、房室结、室间隔后1/3。

左冠状动脉：左室前壁、侧壁、室间隔前2/3。

疑难解答

1. 急性心肌梗死心电图中，常出现“对应性改变”，如何对应？

答：急性心肌梗死典型心电图ST-T改变：ST段抬高，T波高耸直立→倒置，为面向坏死区导联出现的图形。而与坏死区相对（背对）的导联多出现相反的图形：ST段下移（T波倒置）。这种改变通常称“对应性改变”，发生这些变化的导联称“对应导联”。一般前、侧壁导联与下壁导联相对，前、侧壁导联指V_1～V_6、Ⅰ、aVL导联，下壁导联指Ⅱ、Ⅲ、aVF导联。即急性前、侧壁梗死时，V_1～V_6、Ⅰ、aVL导联中部分或全部出现ST段抬高，Ⅱ、Ⅲ、aVF导联会出现ST段下移（T波倒置）。反之，急性下壁梗死时，Ⅱ、Ⅲ、aVF导联出现ST段抬高，V_1～V_6、Ⅰ、aVL导联中部分或全部出现ST段下移。而在单纯前间壁梗死时，多无对应性改变。

也有观点认为，这种改变是由于冠状动脉病变引起非梗死区心肌缺血所致。

2. 为什么下壁心肌梗死易并发缓慢性心律失常？

答：因为下壁心肌多为右冠状动脉供血，而窦房结与房室结多数也由右冠状动脉供血，因此，窦房结、房室结缺血时，易引起缓慢性心律失常。

3. 测量ST段抬高或下移时从何处算？ST段抬高的正常值如何确定？

答：传统且普遍通用的方法是：以TP段和PR段为基线，取J点后0.08s，（心率大于130次/分时，取0.06s）位置测量。而按照2007年美国心脏协会/美国心脏病学会/美国心律学会（AHA/ACC/HRS）《心电图标准化与解析建议》，一般取J点测量，在一些情况如运动试验时。取J点后0.04～0.08s测量。40岁以上男性，V_2、V_3导联J点抬高不应超过0.2mV，其他导联不应超过0.1mV。

4. T波高尖标准如何确定？

答：按照2007年AHA/ACC/HRS《心电图标准化与解析建议》，正常成人V_2～V_4导联T波正常上限因年龄、性别、种族不同而有所不同，V_2、V_3导联正常上限，男性1.0～1.4mV（18～29岁时为1.6mV），女性为0.7～1.0mV。其余无正常参考值。一般要求不超过1.5mV，但实践中多参考既往心电图作对照，对照时应排除因电极位置不一致导致的差距，所以应同时比较QRS波的振幅。

5. T 波深倒置如何具体确定？

答：按照 2007 年 AHA/ACC/HRS《心电图标准化与解析建议》，Ⅰ、Ⅱ、aVL、V_2～V_6 导联 T 波向下振幅为 0.1～0.5mV 为 T 波倒置，0.5～1.0mV 为 T 波深倒置，大于 1.0mV 为巨大倒置 T 波。

6. 什么情况下加做后壁导联心电图？

答：一般下壁心肌梗死时，或 V_1 导联出现大 R 波，怀疑心肌梗死时，加做后壁导联心电图。因多数情况下，后壁、下壁、右室都是由右冠状动脉供血的。

拓展提高

一、心肌梗死的特殊类型

1. 正后壁心肌梗死心电图（图 6-13）

下壁、侧壁心肌梗死常合并正后壁心肌梗死，单纯正后壁心肌梗死较少见。

（1）右侧胸导联 V_1（V_2）出现高 R 波，R/S>1。

（2）V_7～V_9 导联出现心肌梗死图形。

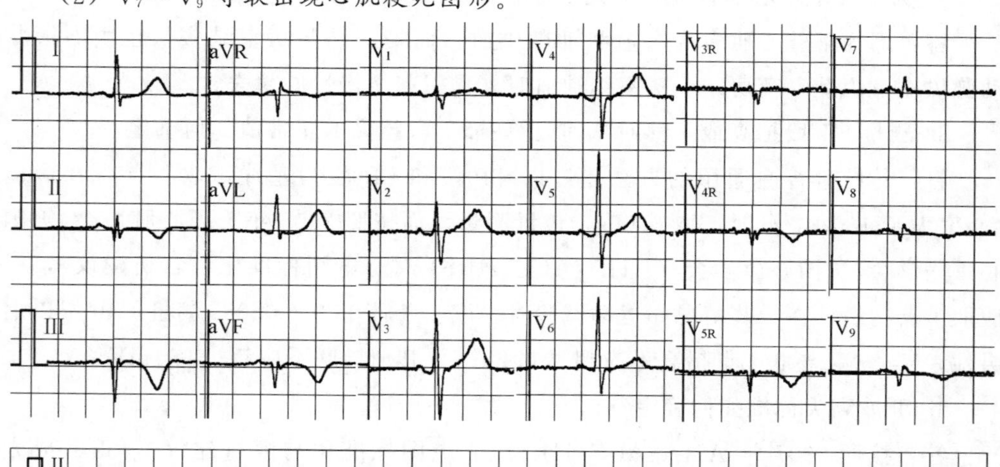

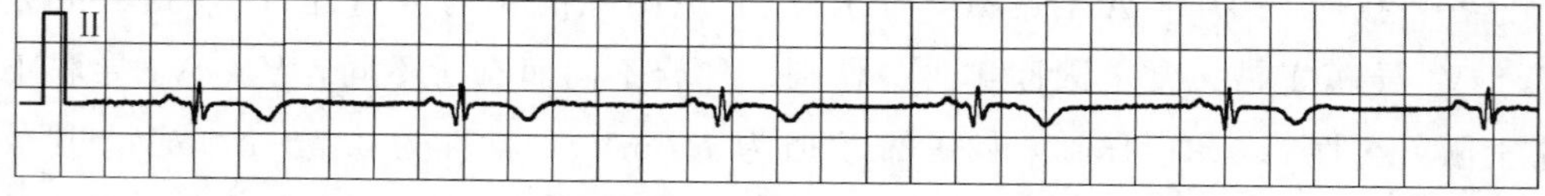

图 6-13　窦性心动过缓，陈旧性下壁、后壁心肌梗死

Ⅱ、Ⅲ、aVF、V_7～V_9 导联出现病理性 Q 波、T 波倒置。ST 段无移位

2. 右室心肌梗死心电图

下壁、后壁梗死的患者，常有右室受累。在 V_1、V_{3R}、V_{4R}、V_{5R} 导联出现心肌梗死图形。

3. 心房梗死心电图

主要表现为心肌复极异常，PR 段下移。也可出现心房除极异常，P 波增高、增宽呈 M 形、W 形，或出现房性心律失常等。

二、心肌梗死合并其他异常

1. 心肌梗死合并完全性右束支传导阻滞图形

一般心肌梗死与右束支传导阻滞图形不矛盾，两种图形特点均可表现。但前间壁或广泛前壁梗死累及 V_1 导联时，起始的间隔 r 波消失，由原本右束支传导阻滞的 rsR′ 波变为 Qr 型或 qR 型（图 6-14）。原有的继发性 ST 段下移变为 ST 段抬高（急性期）。

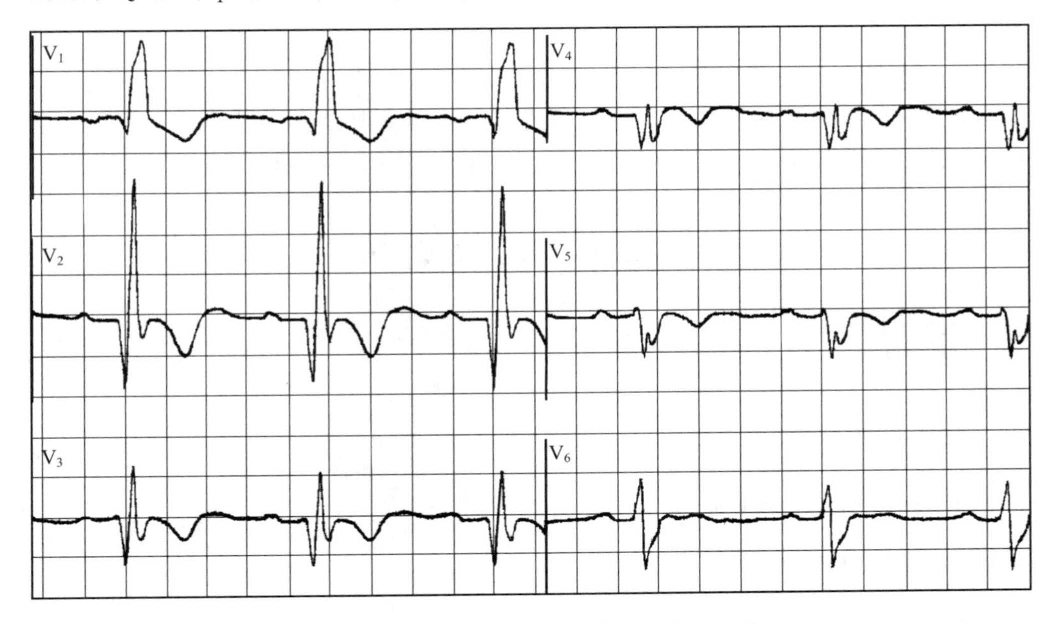

图 6-14 前壁心肌梗死合并右束支传导阻滞

呈右束支传导阻滞图形，但 V_1 导联的 rsR′波变为 qR 型，V_1～V_4 导联呈现病理性 Q 波，T 波倒置，无 ST 段抬高，可能为非急性期

2. 心肌梗死合并完全性左束支传导阻滞图形　左束支传导阻滞图形可掩盖心肌梗死图形。

（1）机制：左束支传导阻滞时，起始室间隔除极方向从右向左，V_1（有时 V_2、V_3）导联可表现为QS波形，继发性ST抬高，完全掩盖前间壁心肌梗死的病理性Q波。而R波为主的导联的继发性ST段下移、T波倒置，也可抵消急性心肌梗死的原发性ST-T改变。

（2）心电图诊断标准：2007年AHA/ACC/HRS《心电图标准化与解析建议》中提出的诊断标准（Sgarbossa标准）：①协调的ST段改变：QRS波群以R波为主的导联ST段抬高≥0.1mV，或以S波为主的导联（V_1～V_3）ST段下移≥0.1mV；②不协调的ST段改变：QRS波群以S波为主的导联ST段抬高≥0.5mV。

（3）临床诊断：持续性胸痛伴完全性左束支传导阻滞，应结合临床特点及其他检查进一步明确。

3. 心肌梗死并发室壁瘤

急性心肌梗死病人，ST段抬高一般在梗死后2周回落到基线水平，如在一个月后ST段仍然抬高，应高度怀疑由室壁瘤所致，可由超声确诊。

第二节　心肌缺血

经典讲解

一、基本图形

（1）缺血型（T波改变）；

（2）损伤型（ST移位）。

二、慢性缺血

（1）可正常（50%）；

（2）可出现ST段下移和（或）T波低平、倒置；

（3）可出现心律失常。

三、急性缺血

1. 典型心绞痛　心脏负荷增加时，心内膜下缺血。

发作时 ST 段水平型或下斜型下移≥0.1mV 和（或）T 波倒置。

病例 4：60 岁男性，有稳定型心绞痛病史，用硝酸甘油治疗（图 6-15）。

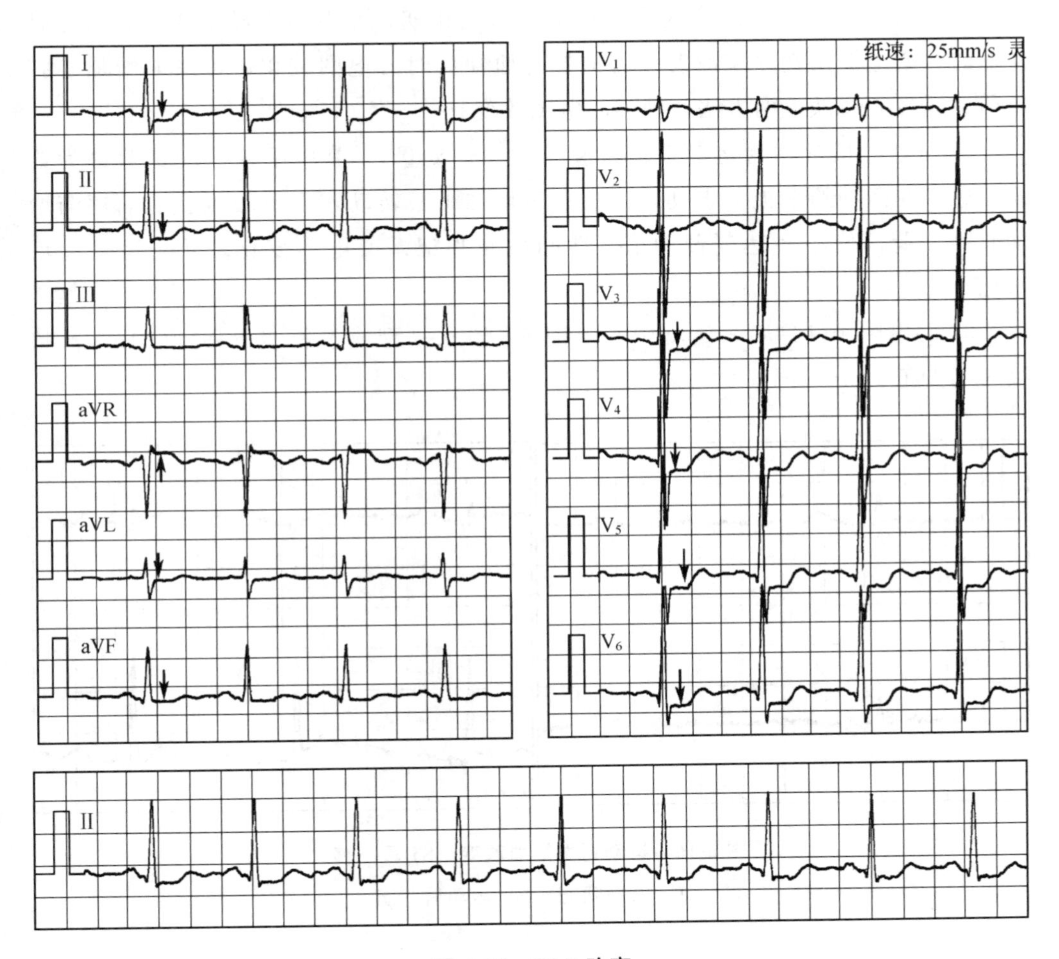

图 6-15　ST-T 改变

2. 变异型心绞痛

因冠状动脉痉挛导致暂时性透壁缺血。

心电图似心肌梗死超急性期，但持续时间短，ST 段很快回落基线。

心电图表现为 ST 段抬高、T 波高耸直立，对应导联 ST 段下移，无病理性 Q 波。

四、心电图负荷试验

1. 机制　大部分心绞痛病人，在平时未发作期，心电图无异常变化。当心肌缺血时，心电图出现典型改变。为捕捉心肌缺血时心电图变化，可采取增加心脏负荷、诱发心肌缺血的方法，观察心电图改变。

2. 方法　最常用为运动负荷试验（增加运动量），其中平板运动试验最为普及。患者在活动的平板上走动，依次逐级增加平板转动速度及坡度。从而逐渐增加心脏负荷，使心率达到预期值。期间检测和记录心电图变化，并与运动前后对比。

3. 心电图阳性判断　运动中心电图 ST 段水平型或下斜型下移≥0.1mV，持续时间大于 1min（图 6-16）。

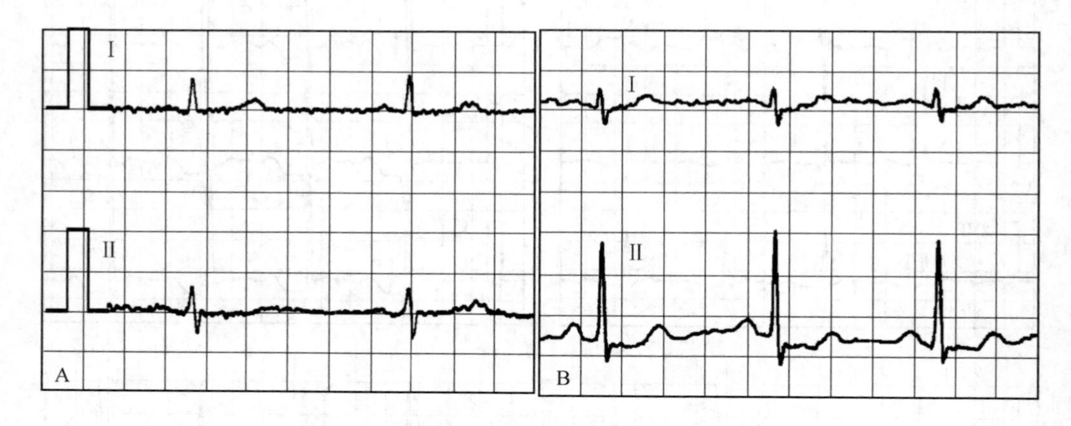

图 6-16　运动诱发缺血改变（ST 段下移）

A：安静状态；B：运动后状态

要点提示

1. 典型心绞痛　发作时 ST 段水平型或下斜型下移≥0.1mV 和（或）T 波倒置。

2. 变异型心绞痛　短暂发作性 ST 段抬高、T 波高耸直立，对应导联 ST 段下移。

3. 慢性心肌缺血心电图表现　可能仅仅表现为轻微的 ST-T 改变或心律失常，也可能完全正常。

4. 轻微的 ST-T 改变，可由许多因素引起，不能单凭心电图确定为心肌缺血。

疑难解答

何为非特异性 ST-T 改变？

非特异性 ST-T 改变指轻微的 ST-T 改变，如轻微的 T 波低平或浅倒置，轻微的 ST 段下移。ST-T 为心室复极波，除因心室除极异常（宽 QRS 波）导致的继发性复极异常外，许多因素如药物、缺血、电解质紊乱等均可引起复极异常，导致 ST-T 改变。单独的心电图非特异性 ST-T 改变，不能用于任何特殊情况的诊断，须结合其他资料并动态观察以综合判断。

拓展提高

心肌缺血 T 波改变的机制

提示：有关 ST-T 改变机制多为学说层面，理解困难，非心电图学习的重点，下面以 T 波改变为例，帮助读者从心电机制出发理解心电图改变。

（1）心肌细胞膜内外电荷分布状态（图 6-17A、B）：①静息状态（极化）：细胞膜内负外正；②激动状态（除极化状态）：细胞膜内正外负。

（2）心室肌除极、复极顺序（图 6-17C、D）：除极过程是由心内膜向心外膜进行，复极过程是由心外膜向心内膜进行。

（3）心电向量的方向：指向正电荷方向。

（4）图形方向的决定因素：心电向量方向与导联正极方向一致，图形向上。相反，图形向下。

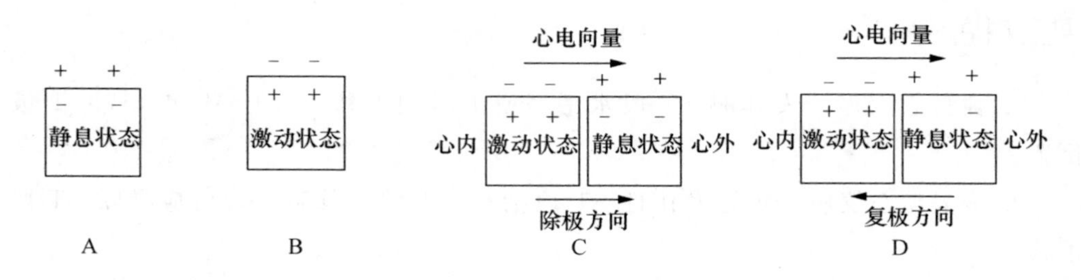

图 6-17 心室肌除极复极示意图

A：静息状态；B：激动状态；C：除极顺序；D：复极顺序

（5）正常心室肌复极过程（图 6-18A）：电荷变化：复极过程是由激动状态恢复到静息状态，即从细胞膜内正外负变化为内负外正。已复极部位细胞外为正，未复极部位细胞外为负，复极心电向量指向正极方向，即由心内膜指向心外膜。电极正极位置在心肌细胞膜外，故复极向量产生的 T 波图形向上。

（6）心内膜下缺血时复极过程（图 6-18B）：心肌复极顺序未变，由外到内，但心肌复极延缓，复极心电向量方向未变但增大，T 波高耸直立。

（7）心外膜下缺血（透壁缺血）时复极过程（图 6-18C）：心肌复极顺序改变，由内到外，复极心电向量方向改变，T 波变为倒置。故心内膜下心肌缺血：T 波高耸直立；心外膜或透壁心肌缺血：T 波倒置。

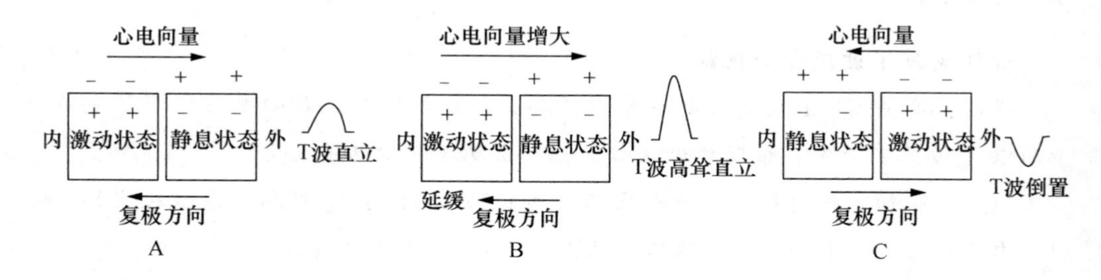

图 6-18 不同情况心室肌复极示意图

A：正常情况；B：心内膜下缺血时；C：心外膜下缺血时

第六章复习总结

一、典型心肌梗死图形

病理性 Q 波、ST 段抬高、T 波倒置三种图形同时出现。

二、心肌梗死的动态演变及分期

心肌梗死的动态演变（按分期）

超急性期：T 波高耸直立，有或无 ST 段上斜型抬高。

急性期：ST 段弓背型抬高，有或无病理性 Q 波，T 波回落或倒置。

亚急性期：ST 段回落基线，出现病理性 Q 波，T 波倒置。

陈旧期：病理性 Q 波存在，T 波正常或倒置。

心肌梗死心电图的动态演变（按波形）

T 波：正常-渐高-最高-回落-低平-倒置-最深-渐浅（-正常）

ST 段：正常-上斜型升高-弓背型抬高-最高-回落-正常

病理性 Q 波：无-有-渐深-最深-渐浅-保持不变

R 波：正常-渐高-最高-回落-降低。

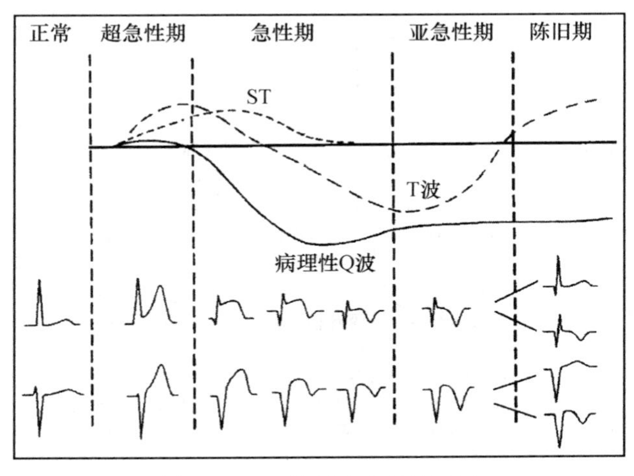

图 6-19 心肌梗死演变曲线图

三、心肌梗死的定位

1. 心肌梗死的定位总结

V_1、V_2、V_3	V_3、V_4、V_5	V_5、V_6	Ⅰ、aVL	Ⅱ、Ⅲ、aVF	V_7、V_8、V_9
①前间壁	②前壁	③前侧壁	④高侧壁	⑤下壁	⑥后壁

①+②+③=广泛前壁　③+④=侧壁　⑤+⑥=下后壁。

表 6-2　心肌梗死的定位诊断

梗死部位	梗死图形出现的导联													
	V_1	V_2	V_3	V_4	V_5	V_6	Ⅰ	aVL	Ⅱ	Ⅲ	aVF	V_7	V_8	V_9
前间壁	+	+	+											
前壁			+	+	+/−									
广泛前壁	+	+	+	+	+	+/−								
前侧壁					+	+								
高侧壁							+	+						
侧壁					+	+	+	+						
下壁									+	+	+			
后壁												+	+	+
下后壁									+	+	+	+	+	+

四、心肌缺血总结

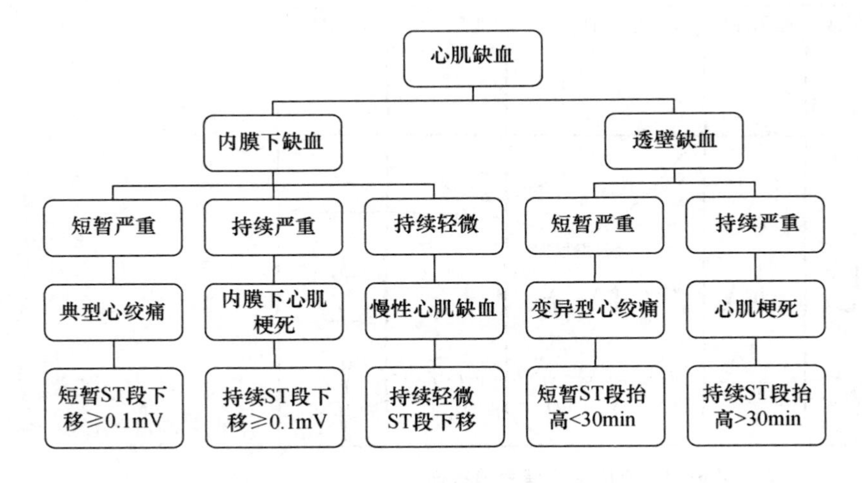

第七章　电解质及药物影响

经典讲解

心电图的理论基础是心肌产生的生物电，而生物电是由细胞膜内外离子跨膜活动所致，凡是影响细胞膜内外离子浓度差、细胞膜的通透性等因素均可引起生物电的变化，从而影响心电图。

一、高血钾

（一）心肌电生理影响

1. 静息电位　细胞内外钾浓度差减小→钾外流减少→静息电位绝对值减小。

2. 除极　静息电位减小→动作电位0相上升速度、幅度减小→传导抑制。

3. 复极　对钾离子通透性增加，动作电位复极3相陡直→复极缩短。

（二）心电图特征（由轻到重可表现不同）

1. 血钾＞5.5mmol/L，复极3相陡直，T波改变（图7-1）

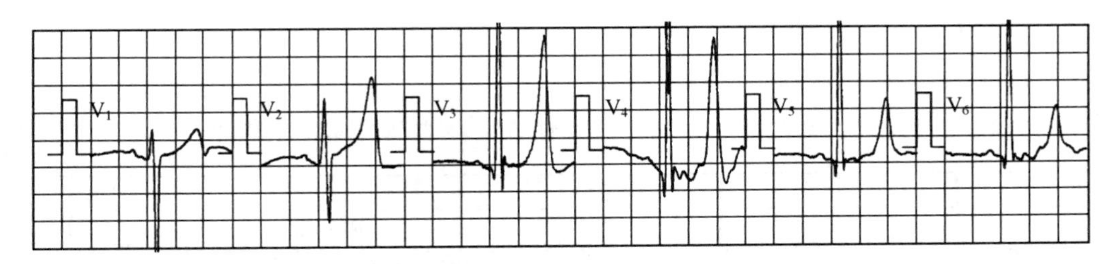

图7-1　高血钾（V_3、V_4导联出现高尖、对称的T波）

帐篷状T波：T波高耸，呈帐篷状，对称，基底变窄。

2. 血钾＞6.5mmol/L，传导抑制、复极异常

（1）P波增宽，振幅降低，直至消失。

（2）QRS波渐宽，R波渐低，S波加深，最后宽QRS波与T波融合呈正弦波。

（3）PR 间期延长，QT 间期延长。

（4）ST 段压低或抬高。

3. 严重高血钾　窦房结抑制、异位起搏点自律性增高

各种心律失常：室性心动过速、室扑、室颤、心脏停搏。

二、低血钾

（一）心肌电生理影响

1. 静息电位：细胞内外钾浓度差增大→钾外流增加→静息（最大舒张）电位绝对值增大。

2. 除极：最大舒张电位绝对值增大→舒张期自动除极速率加快→自律性增高。

3. 复极：对钾离子通透性降低，动作电位复极 3 相延缓→复极延长。

（二）心电图特征

1. 常见改变（图 7-2）　复极延长

（1）U 波明显，肢体导联振幅＞0.1mV，或大于同导联上 T 波振幅，可与 T 波融合。

（2）T 波低平、负正双相或倒置，ST 段下移。

（3）T 波、U 波部分或全部融合。

2. 重度低血钾，异位起搏点自律性增高

各种心律失常：室性期前收缩、室上性或室性心动过速、室颤等。

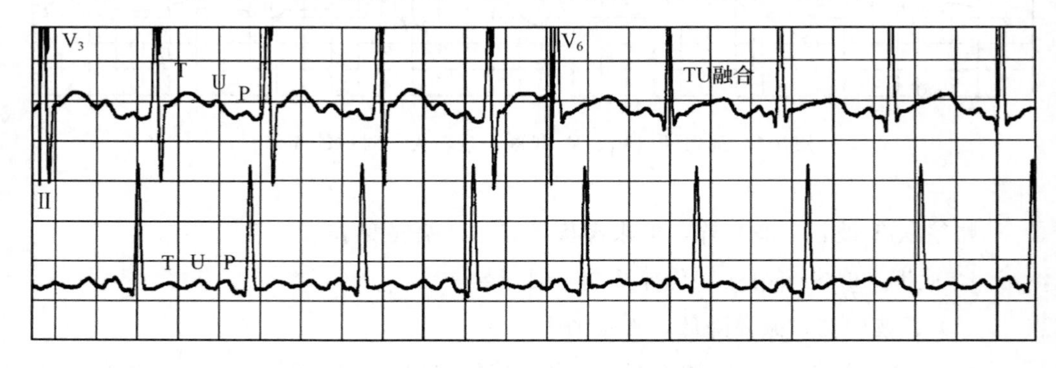

图 7-2　低血钾（U 波增高）

三、高血钙

（一）心肌电生理影响　对复极影响：钙离子内流加速，复极期2相缩短。

（二）心电图特征　ST段缩短或消失，QT间期缩短。

四、低血钙

（一）心肌电生理影响　对复极影响：钙离子内流缓慢，复极期2相延长。

（二）心电图特征（图7-3、图7-4）　ST段平坦延长，QT间期延长，T波直立。

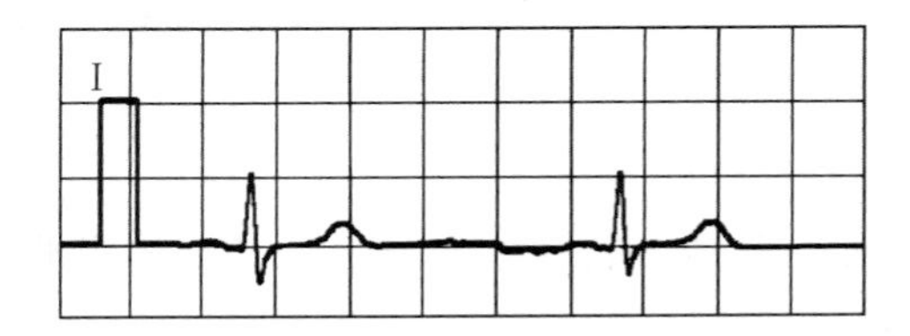

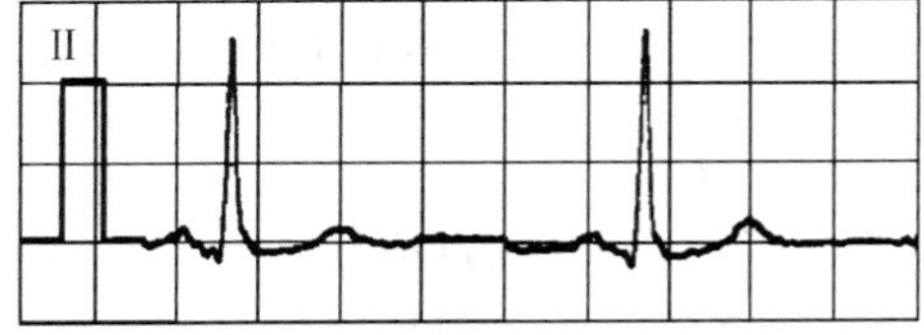

图7-3　窦性心动过缓（ST段正常）

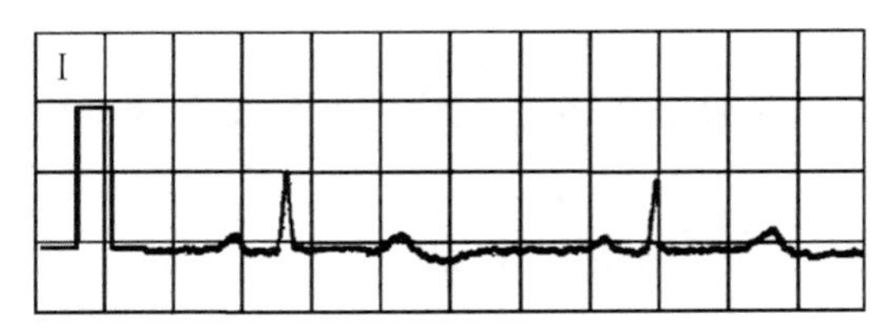

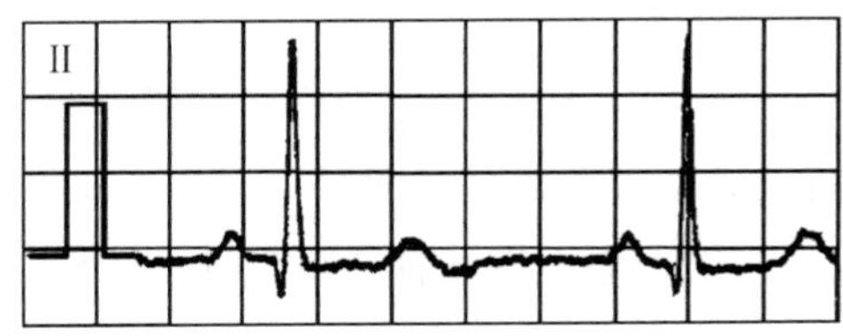

图7-4　低血钙（ST段水平延长）

五、洋地黄

（一）心肌电生理影响

抑制Na^{+}-K^{+}-ATP酶，使钾离子转入及钠离子转出减少。细胞内外钾、钠离子浓度差变化。同时促进钙离子内流。

1. 静息电位　细胞内外钾浓度差减小→钾外流减少→静息（最大舒张）电位

绝对值减小，自律性增高。

2. 除极　钠离子内流减缓→动作电位 0 相上升速度、幅度减小→传导抑制。

3. 复极　同时对钾离子、钠离子、钙离子产生影响，复极异常。

（二）心电图特征

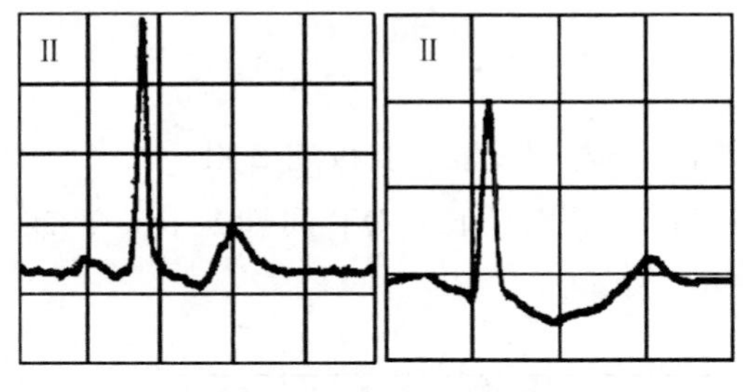

图 7-5　ST 鱼钩状改变

1. 洋地黄效应　表示患者目前应用洋地黄，不表示中毒。

复极异常：ST-T 改变，在 QRS 波主波向上的导联中，ST 段下斜型下垂，ST 段与 T 波的负向部分连在一起，形成“鱼钩状”波形（图 7-5）；QT 间期缩短。

2. 洋地黄中毒

（1）异位起搏点自律性增高：室性早搏、室早二联律、室早三联律、多源性室早、室速，严重者出现室颤、交界性心律等。

（2）传导抑制：房室传导阻滞、窦房传导阻滞、房速伴房室传导阻滞等。

六、胺碘酮

（一）心肌电生理影响　多通道阻滞剂：延长心脏各部位动作电位及有效不应期。对预激旁路延长明显，复极延缓。

（二）心电图特征　QT 间期延长，T 波低平，可出现 U 波。

要点提示

1. 高血钾早期出现对称高尖的 T 波，严重时出现宽 QRS 波等传导抑制表现。

2. 低血钾早期 U 波明显，T 波低平、倒置，ST 段下移等，严重时出现各种快速性心律失常。

3. 高血钙 ST 段缩短；低血钙 ST 段延长。

4. 洋地黄效应 ST-T 改变，QT 间期缩短。胺碘酮导致 QT 间期延长，T 波低平等。

5. 电解质及药物对心电图的影响缺乏特异性，诊断需结合临床。如 U 波明显、QT 间期延长、T 波低平，既可是低血钾，也可是胺碘酮等抗心律失常药物的影响。ST 段延长既可能是低血钙，也可是严重心肌缺血等。

6. 一种影响因素在不同个体、不同程度下，心电图变化可不同。

基础连接

心肌电生理基础与心电图

生物电是由细胞膜内外离子跨膜活动导致细胞膜内外的电位变化。

一、膜电位及影响因素

（一）静息电位形成及影响因素

1. 静息电位形成　心肌细胞不受刺激时，细胞膜内负外正。

（1）跨膜电位形成：由于钠泵作用，细胞内钾离子浓度远较细胞外高。静息时，胞膜主要对钾离子具有一定通透性，钾离子顺浓度差向外扩散，细胞内负离子有随钾离子外移倾向，但细胞膜对其不具有通透性，结果膜内形成一层负电荷，外出的钾离子被膜内负电荷吸引，在膜外形成一层正电荷，形成跨膜电位。

（2）钾离子平衡电位的形成：一方面由于细胞内外钾离子浓度差形成的钾离子向外扩散驱动力，另一方面由于跨膜电位内负外正形成的钾离子内向的电场驱动力。当二者平衡时，形成钾离子平衡电位。

（3）静息电位：静息时，胞膜主要对钾离子具有一定通透性，钾离子外流形成的平衡电位即为静息电位。

2. 影响因素

（1）细胞内外钾离子的浓度差：

高血钾→浓度差减小→静息电位绝对值减小。

低血钾→浓度差增大→静息电位绝对值增大。

洋地黄→抑制 Na^{+}-K^{+}-ATP 酶→转入细胞内的钾减少→浓度差减小→静息绝对值电位减小。

（2）细胞膜对钾离子的通透性

（二）动作电位形成及影响因素

1. 形成　心肌细胞受刺激时，细胞膜对离子的通透性改变引起电位变化。

2. 五个时相（以心室肌细胞为例，见图 7-6）

0 期：除极：钠离子快速内流。

1 期：快速复极期（注：此快速复极与心电图快速复极 T 波不一致）：钾离子一过性快速外流。

2 期：缓慢复极期（平台期）：主要是缓慢持久的钙离子内流，少量钾离子外流。

3 期：快速复极末期（注：此期与心电图快速复极的 T 波一致）：主要是快速大量的钾离子外流。

4 期：静息期：电位稳定，但各种离子仍在内外间转运。

3. 影响因素

血电解质如钾离子、钠离子、钙离子等，药物如洋地黄、抗心律失常药等，疾病如心肌缺血等，神经系统改变如交感神经兴奋等。

二、动作电位曲线图形与心电图（图 7-6）

1. 联系　心肌细胞电活动是心电图产生的基础。

（1）动作电位 0 期、1 期，相当于 QRS 波群。时间延长则 QRS 波增宽。

（2）动作电位 2 期，相当于 ST 段。时间延长、缩短则影响 ST 段长短，坡度增加则引起 ST 段偏移。

（3）动作电位 3 期，相当于 T 波。陡直则 T 波高尖，平缓则 T 波低平或倒置。

（4）心室肌复极终末部分延长，相当于 U 波。

（5）0、1、2、3 期，相当于 QT 间期。

（6）动作电位的 4 期，相当于 TR 间期。

2. 区别

（1）记录位置不同：动作电位曲线是将电极置入细胞内、外记录，心电图是在体表放置两个电极记录。

（2）记录对象不同：动作电位曲线是单细胞内电位变化，心电图是记录心脏总体电位变化。

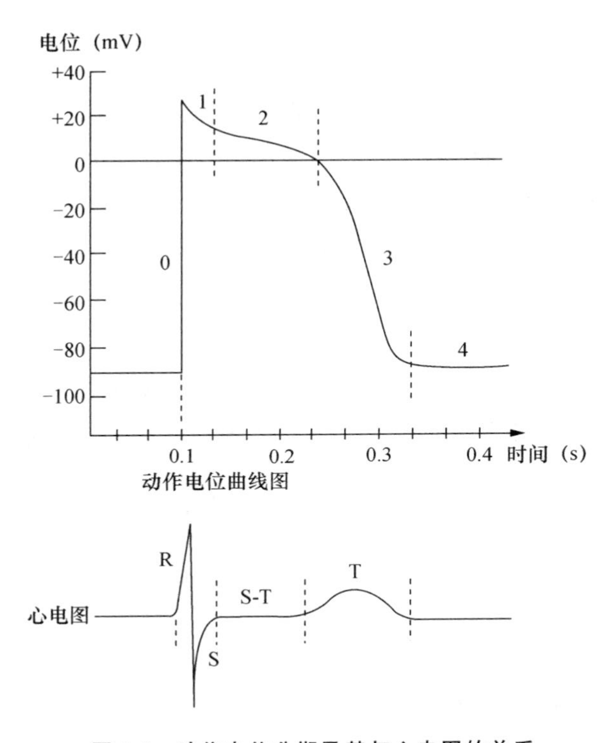

图 7-6 动作电位分期及其与心电图的关系

心肌的电生理特性与心电图

一、兴奋性

1. 概念 心肌细胞受到适当刺激时，产生兴奋（动作电位）的能力。

2. 周期性变化 心肌细胞每次兴奋后，膜电位发生一系列规律性变化，兴奋性会有不应期→兴奋期的周期性变化（详见第五章第二节基础链接）。

3. 影响因素 静息电位水平、阈电位水平、离子通道的性状。

4. 兴奋性改变与心电图 折返性心律失常、早搏未下传、差异性传导等（详见第五章第二节基础链接、第三节拓展提高）。

二、自律性

1. 概念　心肌细胞自动发生节律性兴奋的能力。

2. 决定因素　组织细胞本身的特性。窦房结最高，其次为房室交界区。

3. 影响因素　4 期最大复极电位水平、自动去极化的速率、阈电位水平。

4. 自律性异常增高与心电图　各类异位起搏及异位心律。

三、传导性

1. 概念　心肌细胞具有传导兴奋的能力或特性。其高低由传导速度衡量。

2. 决定因素　心肌细胞的形态和功能，末梢浦肯野纤维的传导速度最快，房室交界区的传导速度最慢。

3. 影响因素　0 期去极化的速度和幅度、邻近未兴奋部位膜的兴奋性。

4. 传导性异常与心电图　各种传导阻滞。

拓展提高

电解质紊乱相关疾病或原因

1. 低血钾

(1) 肾病：慢性肾功能减退，多尿。

(2) 胃肠疾病：反复或大量的呕吐、腹泻或大量胃肠道引流丢失钾。

(3) 内分泌疾病及酸碱紊乱：原发性醛固酮增多症，保钠排钾。碱中毒、糖尿病酸中毒后期应用葡萄糖、盐水与胰岛素使钾转移导致低钾。

(4) 周期性瘫痪症，细胞外液钾转移入细胞内。

(5) 钾摄入不足，长时间禁食或厌食者。

2. 高血钾

(1) 肾功能不全，尤其是尿闭或尿量明显减少时。

(2) 溶血：血型不合、挤压综合征及机体缺氧状态等。

(3) 酸中毒：如糖尿病酮症酸中毒等。

(4) 钾摄入过量：如静脉输钾过多或过快等。

3. 低血钙

（1）慢性肾衰竭、腹泻、严重呕吐。

（2）甲状旁腺原因：如原发性甲状旁腺功能减退、手术切除等。

4. 高血钙

（1）恶性肿瘤伴骨转移、骨髓瘤、淋巴瘤等。

（2）甲状旁腺功能亢进等。

（3）输注钙剂过多或过快造成暂时的高钙血症。

第七章复习总结

1. 高血钾：帐篷状 T 波（对称高尖的 T 波）为最早、最具特征性表现。
2. 低血钾：U 波增高、T 波低平为最主要特征。
3. 高血钙：ST 段缩短。
4. 低血钙：ST 段延长。
5. 洋地黄效应：ST-T 鱼钩状改变，QT 间期缩短。
6. 胺碘酮：QT 间期延长、T 波低平等。

第八章　心电图知识点归纳总结

分析一份心电图正常与否，应从以下几个方面分析：

1. 心率快慢　重点看心室 QRS 波频率。

2. 节律是否整齐　QRS 波节律不整齐时，看是否有规律可循，同时看 P 波。

3. 看 QRS 波宽窄　窄 QRS 波为室上性起搏，宽 QRS 波多考虑室性起搏。

4. 起搏是否正常　有无 P 波及 P 波方向。无 P 波或 P 波方向不正常或形态明显异常于窦性，为异位起搏。部分心搏为异位起搏多属于早搏或逸搏。全部异位起搏属于异位心律。

5. 房室传导是否正常　看 P 波、QRS 波是否顺序出现，P 波与 QRS 波的关系。

6. 心电向量是否正常　重点看 QRS 波的方向、电压（包括 Q 波）。

7. 心室肌复极是否正常　看 ST 段、T 波改变。

其中重点、难点内容归纳总结如下：

一、心室 QRS 波节律

（一）整齐

1. 按有无 P 波及 P 波方向（形态）正常与否，分为窦性心律、异位心律。

2. 按 QRS 波宽窄、频率分为室上性（房性、交界性）、室性心律。

3. 按心率分为心动过速、心动过缓、正常心率。

（二）不整齐但有规律可循

1. 长间歇　节律整齐的基础上出现长间歇，可能为窦性停搏、二度Ⅱ型窦房传导阻滞、二度Ⅱ型房室传导阻滞。

2. 短-长规律　节律整齐的基础上出现短-长规律，即先出现短间歇，其后是长间歇，多为早搏。

3. 递减规律

①RR 间期呈递减变化，到最短间歇后出现最长间歇，周期性循环。即：长→逐渐缩短→……→最短→最长→长-逐渐缩短……-最短，循环，为二度Ⅰ型房室（或窦房）传导阻滞。

②PP 间期呈递减变化（同上），为二度Ⅰ型窦房传导阻滞。

（三）不整齐，无任何规律可循

1. 无 P 波，为房颤。

2. 有正常 P 波，为窦性心律不齐。

二、心房 P 波与心室 QRS 波群的关系

（一）正常

心房、心室激动：窦房结→心房→房室交界区→心室，且中间经房室交界区时延缓。

1. P 波、QRS 波顺序出现。

2. P 波、QRS 波数目相等。

3. PR 间期固定、时间正常（0.12～0.20s）。

（二）异常　P 波、QRS 波非顺序出现

1. 有 P 波，其后部分无 QRS 波：说明 P 波部分未传入心室。

①未下传的 P 波为正常窦性心律、规律出现，而后无 QRS 波，为二度房室传导阻滞。

A：PR 间期固定，为二度Ⅱ型。

B：PR 间期不固定，逐渐延长，为二度Ⅰ型。

②未下传的 P 波为提前出现，为房早未下传。

③所有 P 波节律均异常快（多大于 150 次/分），考虑房性心动过速伴房室传导阻滞。

2. 有 QRS 波、无 P 波，说明心室 QRS 波不是依窦房结→心房→心室的顺序而来，而是由房室交界区或心室的异位起搏点控制。

①全无 P 波为异位心律。

②部分无 P 波为异位起搏。A：提前出现为早搏。B：延后出现为逸搏。

③QRS 波宽窄：窄 QRS 波为室上性，宽 QRS 波可室性，也可为室上性，多按室性考虑。

3. P 波与 QRS 波均有，但关系不正常

①P 波与 QRS 波固定，但不正常：

A：逆行 P′波，在 QRS 波前或 QRS 波后，在前时 PR 间期＜0.12s，在后时 RP 间期＜0.20s，为交界性起搏。

B：正常 P 波，但 PR 间期＜0.12s，为预激综合征或单纯短 PR 间期。

C：正常 P 波，但 PR 间期＞0.20s，为一度房室传导阻滞。

②P 波与 QRS 波无固定关系：为三度房室传导阻滞。

三、P 波与心脏起搏

（一）起搏点位置的判断：依有无 P 波及 P 波方向

1. 有 P 波，且方向、形态正常，PR 间期＞0.12s，为窦性起搏。

2. 有 P 波，方向正常，但形态不同于窦性，PR 间期＞0.12s，为房性起搏。

3. 有 P 波，但为逆行，在 QRS 波前，且 PR 间期＞0.12s，为房性起搏。

4. 有 P 波，但为逆行，在 QRS 波前或 QRS 波后，在前时 PR 间期＜0.12s，在后时 RP 间期＜0.20s，为交界性起搏。

5. 无 P 波，窄 QRS 波，为交界性起搏。

6. 无 P 波，宽 QRS 波，多为室性起搏。

（二）异位起搏的类型：依异位起搏发生的频率

1. 全部心搏（几乎全部）均为异位起搏，为异位心律

①QRS 波频率快（＞100 次/分），为异位心动过速。

②QRS 波频率慢（按异位起搏点自身正常的频率：交界性：40～60 次/分、室性 20～40 次/分），为逸搏心律。

③QRS 波频率正常或近正常范围（交界性：70～130 次/分、室性 60～100 次/分），为加速性自主心律。

2. 部分心搏非正常窦性心律为异位起搏

①提前出现为早搏。

②延后出现为逸搏。

四、心电向量与心电图

（一）概念　心电向量指心肌产生的电，由于其具有方向，称为向量。

（二）心电向量与心电图

1. 心电向量中的“向”，即电传导方向，决定心电图各波的方向。

2. 心电向量中的“量”，即电的绝对大小，影响心电图各波的电压。

所以心电向量改变引起的心电图变化为各波的方向及电压异常。

（三）不同部位心电向量特点

1. 心房心电向量（P 波向量）

（1）心房电传导顺序：右房→左房，即右房、左房是先后关系。

（2）P 波向量与心电图

①“向”是由起搏点位置决定的。起搏点异常→心电传导方向异常→P 波方向异常。因此，依据 P 波方向，可诊断窦性心律或异位心律，并且可推断异位起搏点的位置。

②“量”是由心房肌的厚度大小决定的。右房肥大可出现 P 波高尖。

2. 心室心电向量（QRS 波向量）

（1）心室电传导顺序：室间隔→左、右室。

①正常时室间隔的心电向量由左向右，产生的电量小。

②左、右室同步电传导，但均由心内膜→心外膜，方向相反，因此心电向量即为两个相反方向电的综合结果，正常左室约厚于右室 3 倍，其产生的电量也大于右室，所以综合心电向量向左，而且电量也较大。

（2）QRS 波向量与心电图

①心室肥大：肥大侧心室心电向量增大。

A：左室肥大：向左心电向量更大，向左的综合向量增大，表现为左室高电压（左室导联 R 波增高、右室导联 S 波加深）。

B：右室肥大：向右的心电向量增大，如其超过左室向左的向量，综合向量转向右，表现为右室高电压（右室导联 R 波增高、左室导联 S 波加深）。

②束支传导阻滞：左右室不同步，阻滞侧心室最后除极而且缓慢，终末向量指向阻滞侧，且时间延长。

A：右束支传导阻滞：右室最后除极，QRS 波终末除极向量指向右，右室导联（以 V_1 代表）呈 rsR′或宽 R 波，左室导联（以 V_6 代表）呈宽 S 波。

B：左束支传导阻滞：左室最后除极，QRS 波终末除极向量指向左，同时起始间隔向量向左，左室导联（以 V_6 代表）呈无 q 宽 R 波，右室导联（以 V_1 代表）呈宽 S 波或 QS 波。

③分支阻滞：分支中一支阻滞，额状面终末除极向量指向阻滞方向，电轴偏移。

A：左前分支阻滞：电轴严重左偏图形。

B：左后分支阻滞：电轴严重右偏图形。

④心肌梗死：由于左、右心室的心电向量相反，梗死侧心肌心电向量消失，对应于该位置的电极只能记录到对侧心肌相反方向的心电向量，因此形成病理性 Q 波。

⑤心室异位起搏：心室不同部位的异位起搏点，心电向量传导方向不同，先传起搏侧心室肌，后传对侧心室肌。所以图形可似束支传导阻滞图形。

总结

P 波向量方向决定 P 波方向，依 P 波方向判断心脏起搏点。

QRS 波向量决定 QRS 波的电压、方向，与心室肥厚、束支传导阻滞、分支阻滞、心肌梗死、心室异位起搏等心电图表现相关。

五、心室肌复极与心电图

复极异常主要表现在 ST-T，可以有原发、继发两种：

1. 继发性 ST-T 改变　心肌除极异常就可引起复极异常，在异常 QRS 波后，常伴有与 QRS 主波方向相反的 ST-T 改变：即宽大 R 波后的 ST 段下移、T 波倒置；宽深 S 波或 QS 波后的 ST 段抬高、T 波高耸直立。

（1）宽 QRS 波后 ST-T 改变：见于右束支传导阻滞、左束支传导阻滞、室性起搏、WPW 综合征。

（2）高 QRS 波后 ST-T 改变：见于右室肥大、左室肥大、肥厚型心肌病。

2. 原发性 ST-T 改变　在正常 QRS 波后的 ST-T 改变

（1）心肌缺血、心肌梗死。

（2）电解质紊乱及药物影响，如血钾异常、洋地黄效应等。

第九章　阅读心电图步骤

阅读心电图，每个人的步骤方法不尽相同，但全面完整的读图要求对每个人来说是相同的。对初学者而言，感觉要看的内容很多，但又不知如何下手。经常有同学问，老师的讲解我明白，但我不会自己看。其实，学会心电图非常重要的是多练习，熟能生巧。当大量练习后，读图要点自然熟记于心（与本书相配套的《心电图实践教程》中每节均有详细的读图要点）。

一般而言，主要从以下方面入手：

一、先看长单导联（多为Ⅱ导联或 V_1 导联） 注意定标电压、走纸速度、干扰、伪差等。

1. 心率快慢

最重要的是心室（QRS）率。确定有无心动过速或过缓。

（1）如正常，排除多数、危重紧急情况。

（2）如为心动过速，明确是窄 QRS 波的室上性，还是宽 QRS 波的室性（多数）。

（3）如为心动过缓，是有 P 波的传导阻滞，还是无 P 波的逸搏心律等。

（4）如心房（P）率与心室（QRS）率不同步，需再确定心房率，明确是较 QRS 波频率快还是慢。

2. QRS 波节律整齐与否

（1）如整齐，排除房颤、早搏、逸搏、文氏阻滞等多数心律失常。

（2）如不整齐，规律变化，是突变的早搏、逸搏、停搏、二度房室传导阻滞，还是渐变的文氏现象等或是以较固定形式变化的房扑不等比传导。

（3）如无规律可循，是有窦性 P 波的窦性心律不齐，还是无 P 波的房颤等。

3. QRS 波宽窄

（1）如为窄 QRS 波，排除室性起搏、束支传导阻滞、预激综合征等。

（2）如为宽 QRS 波，明确是室性逸搏心律，还是室上性伴束支传导阻滞或预激综合征等。

4. P 波与 QRS 波关系

(1) 如正常，排除房颤、房室传导阻滞、预激综合征等。

(2) 如 P 波多于 QRS 波，明确是 QRS 波减少的房室传导阻滞（二度、三度），还是 P 波增多的房速、房早等。

(3) 如 P 波少于 QRS 波，明确是 QRS 波增多的室速，还是 P 波减少的窦缓、窦停、窦房传导阻滞引起的逸搏心律（交界性、室性）。

(4) 如无 P 波，明确是掩盖了 P 波的室上速、室速，还是扑动波、颤动波替代了 P 波的房扑、房颤，或是确实无 P 波的逸搏心律（交界性、室性）。

(5) 如只是 PR 间期异常，进一步明确是延长了的一度房室传导阻滞，还是缩短了的预激综合征。

如以上 1～4 项均正常，基本排除了心律失常（分支阻滞例外）。

5. 看各波的电压、方向、异常 Q 波、ST-T（详见后）。

二、看 12（全）导联心电图

1. 看各波有无高电压

(1) 如均无，多能排除心室肥厚、右房肥厚、高血钾、低血钾等。

(2) 如有高电压，进一步看是 P 波、QRS 波高的心房或心室肥厚，还是 T 波、U 波高的高血钾、低血钾、心肌梗死等。

2. 看各波的方向有无异常

(1) 如均无异常，排除束支、分支传导阻滞等。

(2) 如异常，进一步看是肢体导联异常，还是胸导联异常。

3. 看有无异常 Q 波、ST-T 改变

(1) 如均无异常，排除多数心肌梗死、心肌缺血等。

(2) 如有，是哪些导联？原发性还是继发性？程度如何？

4. 看 P 波、QT 间期时间　确定有无心房异常、QT 间期异常等。

第十章　心电图诊断思路总结

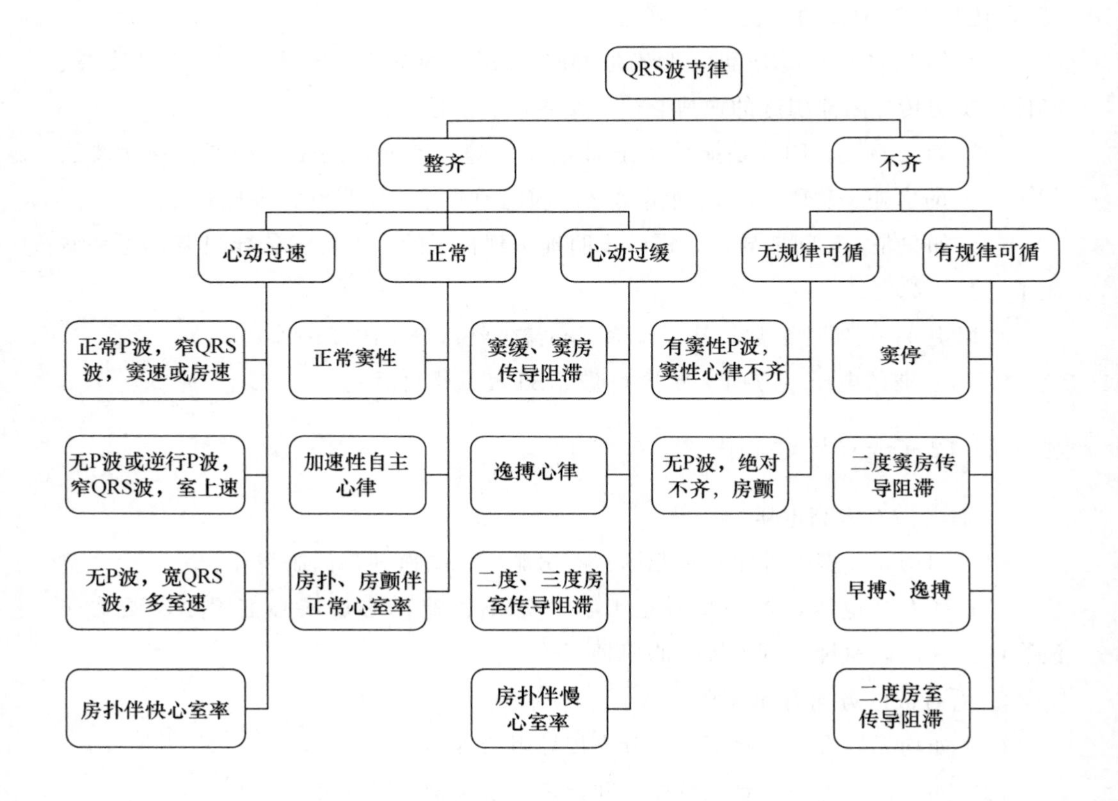

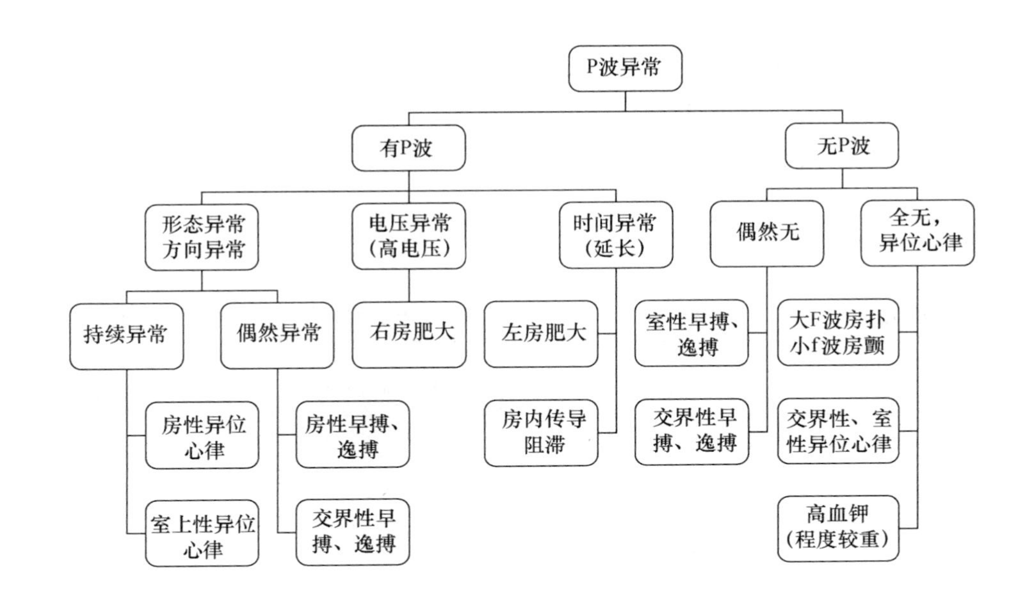
P波异常
有P波
无P波
形态异常
方向异常
电压异常
(高电压)
时间异常
(延长)
偶然无
全无，
异位心律
持续异常
偶然异常
右房肥大
左房肥大
室性早搏、
逸搏
大F波房扑
小f波房颤
房性异位
心律
房性早搏、
逸搏
房内传导
阻滞
交界性早
搏、逸搏
交界性、室
性异位心律
室上性异位
心律
交界性早
搏、逸搏
高血钾
(程度较重)

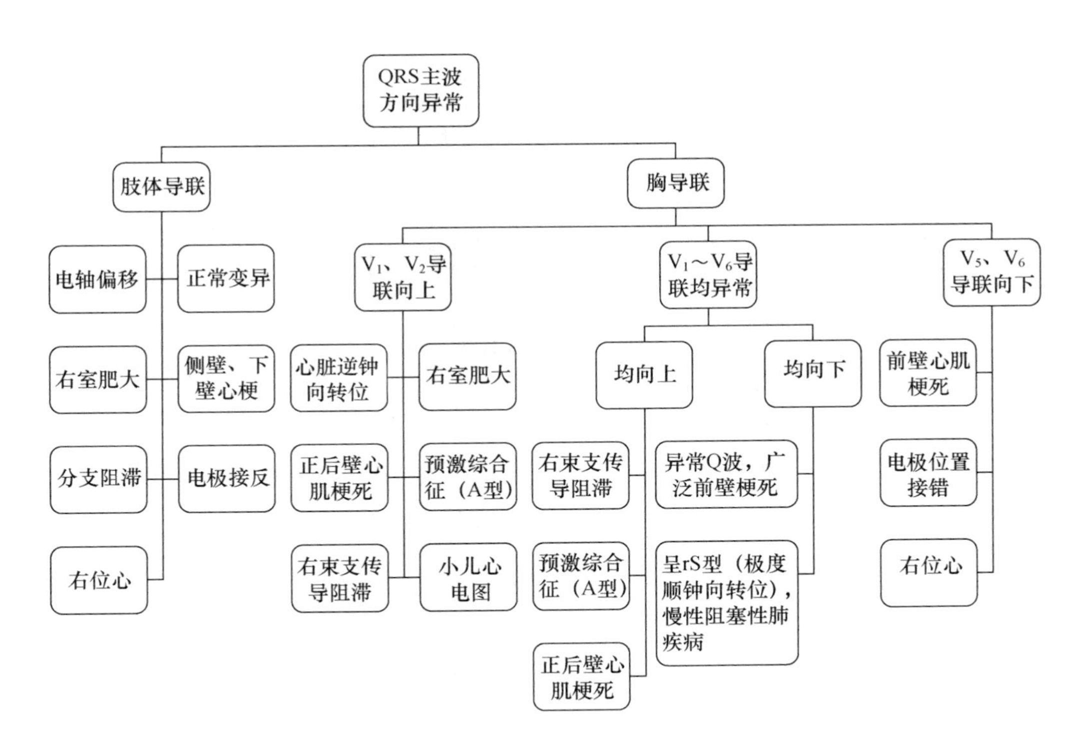
QRS主波
方向异常
肢体导联
胸导联
电轴偏移
正常变异
V_1、V_2导
联向上
V_1～V_6导
联均异常
V_5、V_6
导联向下
右室肥大
侧壁、下
壁心梗
心脏逆钟
向转位
右室肥大
均向上
均向下
前壁心肌
梗死
分支阻滞
电极接反
正后壁心
肌梗死
预激综合
征（A型）
右束支传
导阻滞
异常Q波，广
泛前壁梗死
电极位置
接错
右位心
右束支传
导阻滞
小儿心
电图
预激综合
征（A型）
呈rS型（极度
顺钟向转位），
慢性阻塞性肺
疾病
右位心
正后壁心
肌梗死

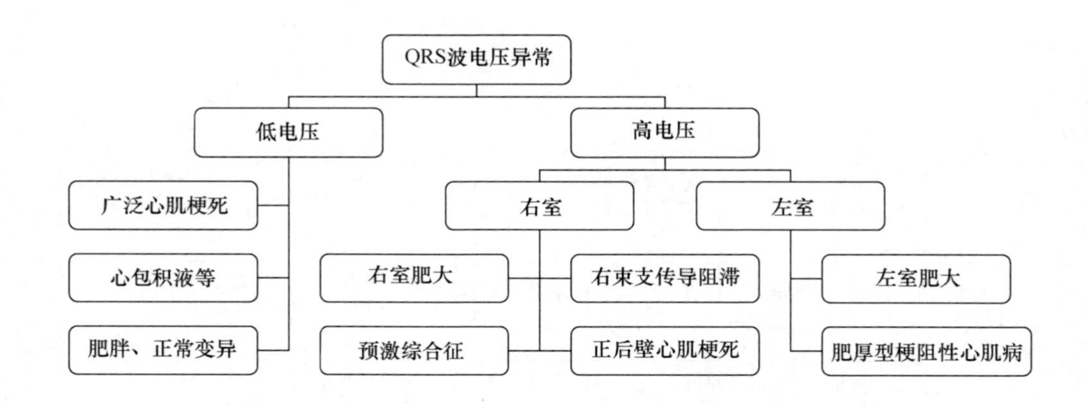
QRS波电压异常
低电压
高电压
广泛心肌梗死
心包积液等
肥胖、正常变异
右室
左室
右室肥大
右束支传导阻滞
预激综合征
正后壁心肌梗死
左室肥大
肥厚型梗阻性心肌病

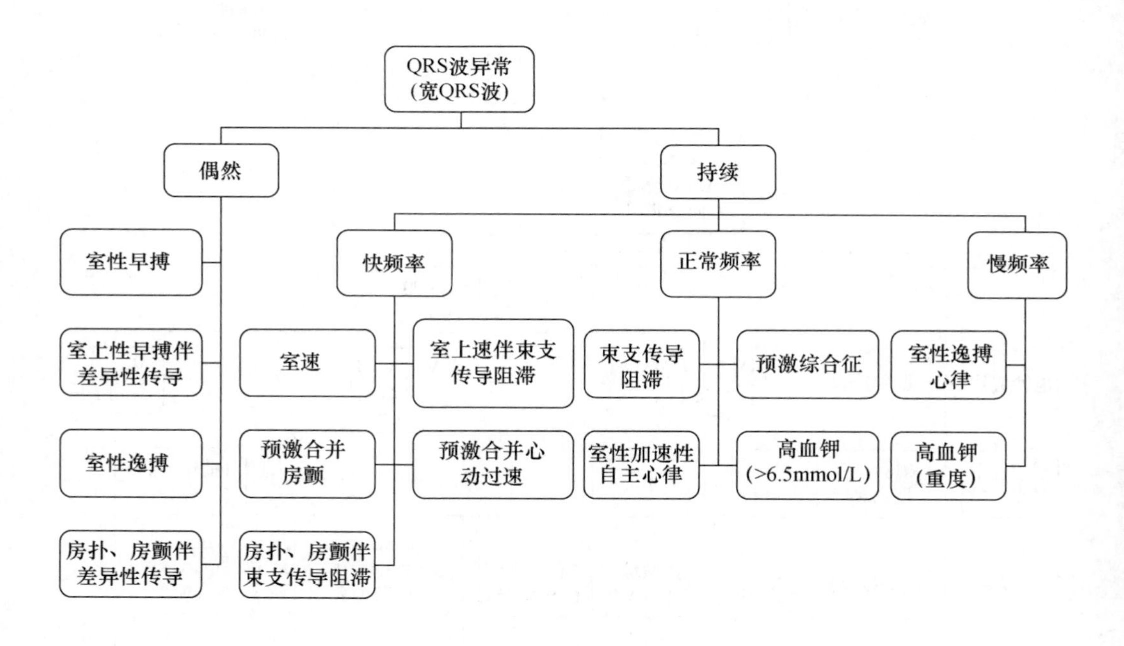
QRS波异常
(宽QRS波)
偶然
持续
室性早搏
室上性早搏伴
差异性传导
室性逸搏
房扑、房颤伴
差异性传导
快频率
正常频率
慢频率
室速
室上速伴束支
传导阻滞
预激合并
房颤
预激合并心
动过速
房扑、房颤伴
束支传导阻滞
束支传导
阻滞
预激综合征
室性加速性
自主心律
高血钾
(>6.5mmol/L)
室性逸搏
心律
高血钾
(重度)

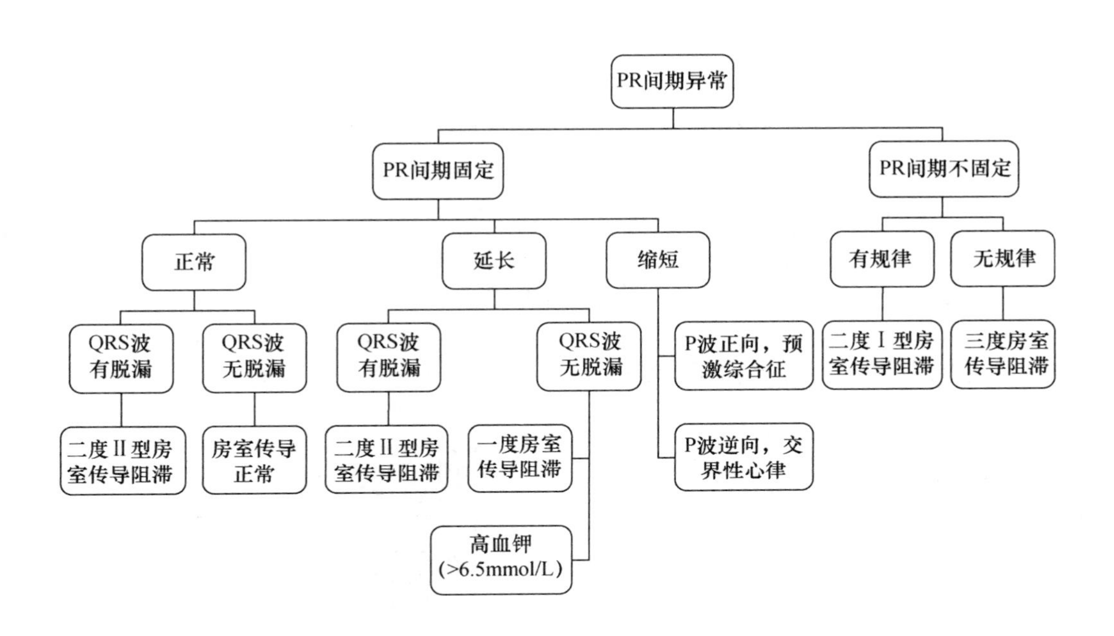
PR间期异常
PR间期固定
PR间期不固定
正常
延长
缩短
有规律
无规律
QRS波有脱漏
QRS波无脱漏
QRS波有脱漏
QRS波无脱漏
P波正向，预激综合征
二度Ⅰ型房室传导阻滞
三度房室传导阻滞
二度Ⅱ型房室传导阻滞
房室传导正常
二度Ⅱ型房室传导阻滞
一度房室传导阻滞
P波逆向，交界性心律
高血钾（>6.5mmol/L）

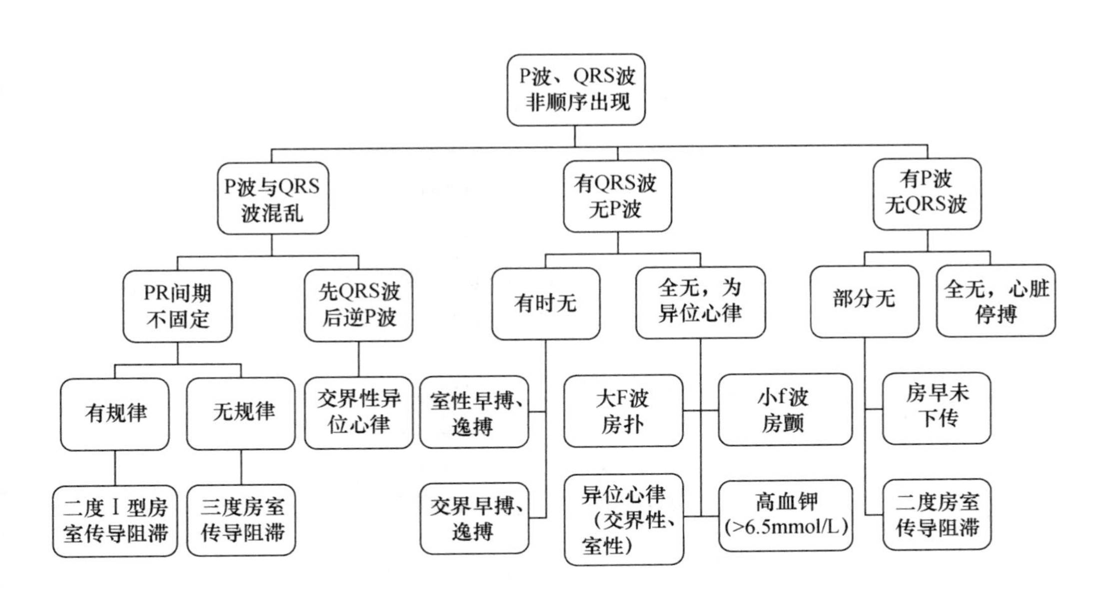
P波、QRS波非顺序出现
P波与QRS波混乱
有QRS波无P波
有P波无QRS波
PR间期不固定
先QRS波后逆P波
有时无
全无，为异位心律
部分无
全无，心脏停搏
有规律
无规律
交界性异位心律
室性早搏、逸搏
大F波房扑
小f波房颤
房早未下传
二度Ⅰ型房室传导阻滞
三度房室传导阻滞
交界早搏、逸搏
异位心律（交界性、室性）
高血钾（>6.5mmol/L）
二度房室传导阻滞

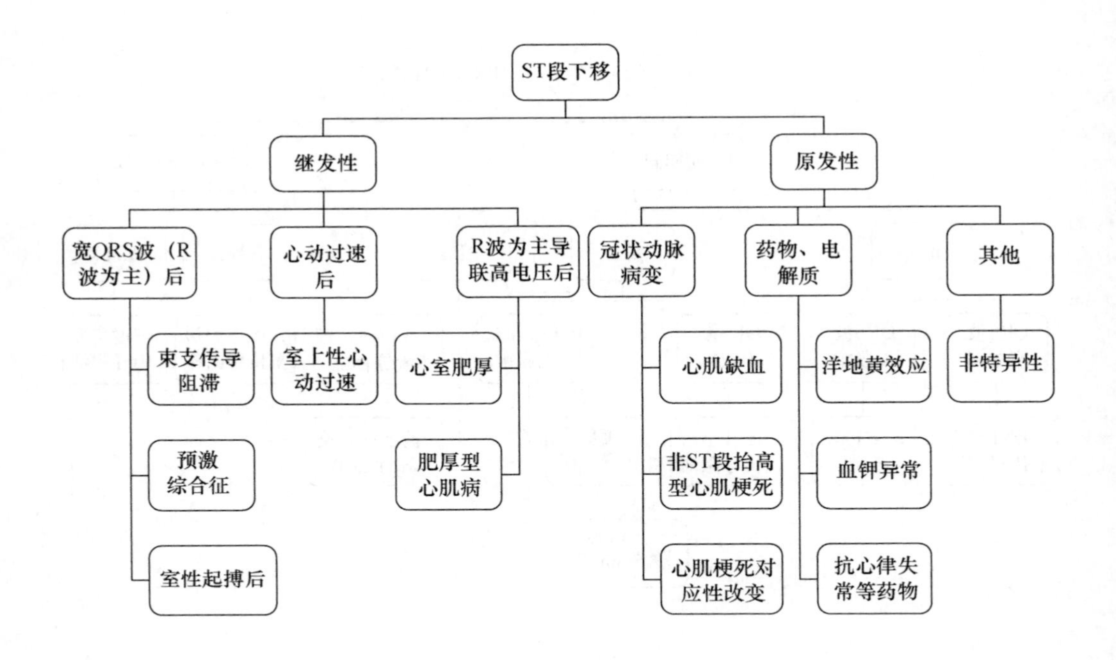

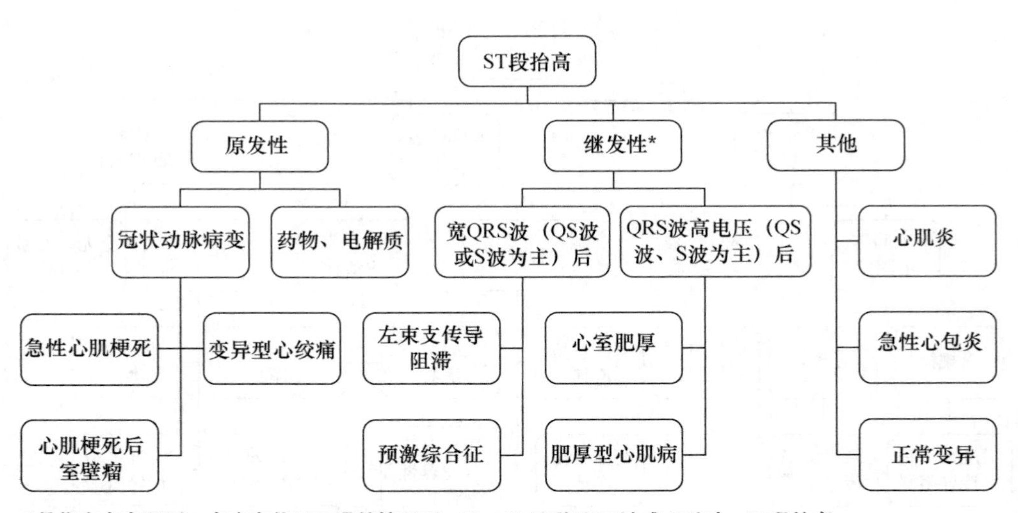

*是指在左室肥厚、左束支传导阻滞等情况下，V_1、V_2导联呈QS波或rS型时，ST段抬高

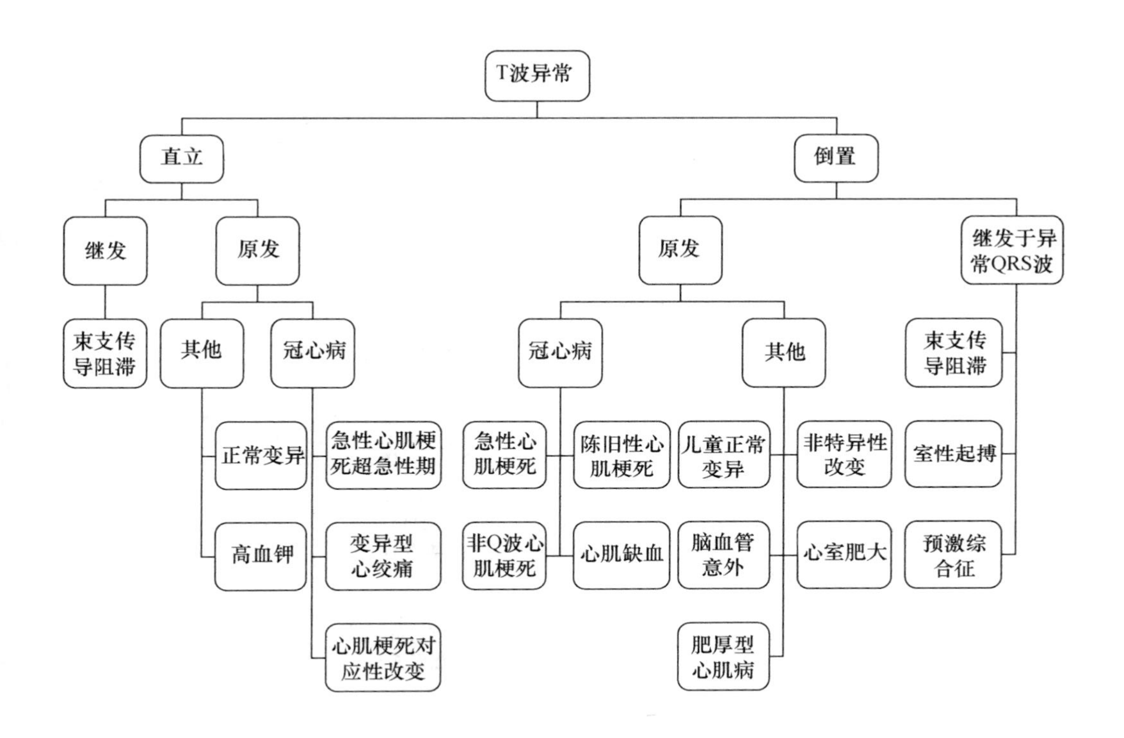

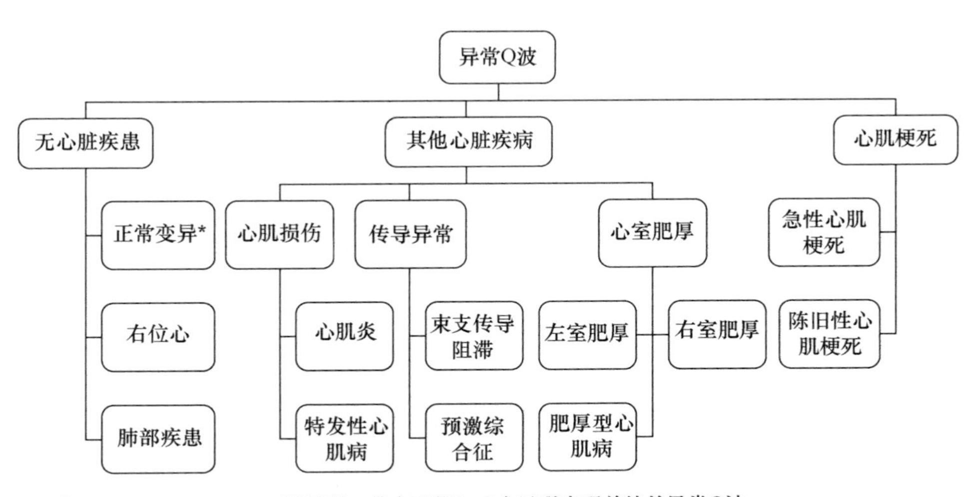

*指V_1、V_2、aVL、aVF、III导联，其中可能1～2个导联出现单纯的异常Q波

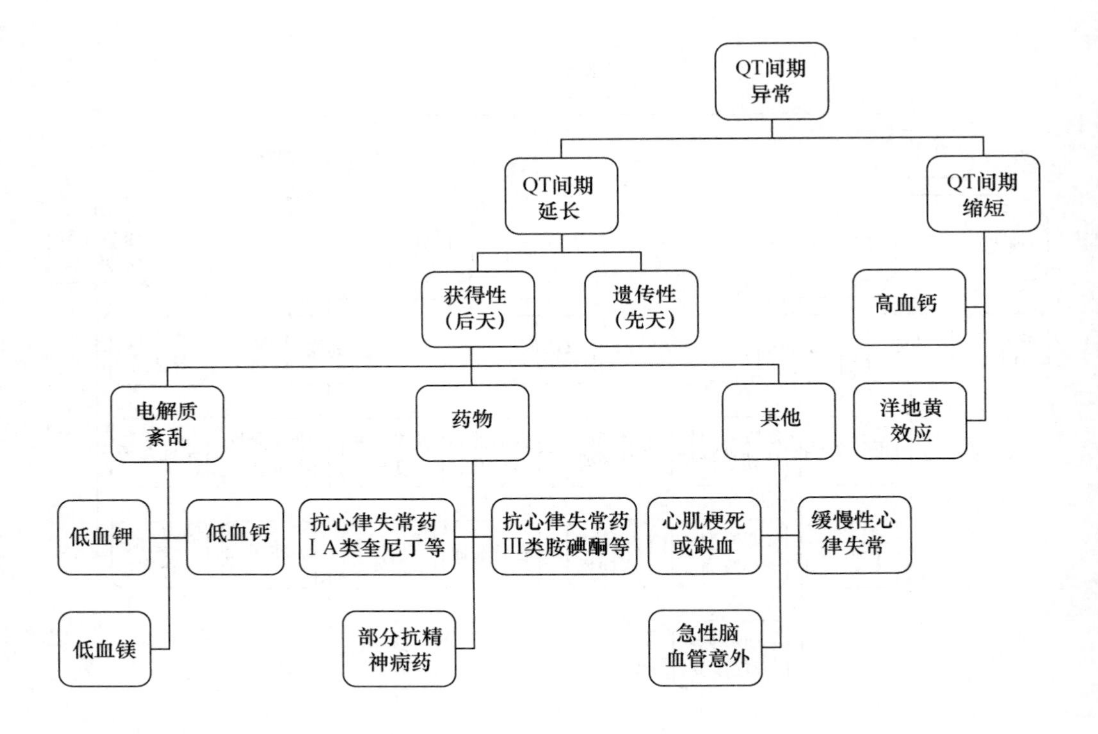
QT间期
异常
QT间期
延长
QT间期
缩短
获得性
(后天)
遗传性
(先天)
高血钙
洋地黄
效应
电解质
紊乱
药物
其他
低血钾
低血钙
低血镁
抗心律失常药
Ⅰ A类奎尼丁等
抗心律失常药
Ⅲ类胺碘酮等
部分抗精
神病药
心肌梗死
或缺血
缓慢性心
律失常
急性脑
血管意外

主要参考书目

1. 陈新. 黄宛临床心电图学. 第6版. 北京：人民卫生出版社，2009.

2. 郭继鸿. 心电学进展. 北京：北京医科大学出版社，2002.

3. 刘霞. 经典心电图图谱. 上海科学技术出版社，2011.

4. 郭继鸿，贾忠伟译. 轻松学习心电图. 第6版. 北京：北京大学医学出版社，2004.

5. 郭继鸿，贾忠伟译. 轻松解读心电图. 第2版. 北京：北京大学医学出版社，2004.

6. 鹿克风译. 临床心电图快速入门. 第7版. 济南：山东科学技术出版社，2011.

7. 柳俊，王莺. 明明白白心电图. 第3版. 广州：广东科技出版社，2010.

8. 王宁元，孙文墅译. 一学就会心电图. 第5版. 北京：华夏出版社，2010.

9. 王谨译. 心电图速成宝典. 天津：天津科技翻译出版公司，2004.

10. 潘大明. 心电图学教程. 杭州：浙江大学出版社，2010.

11. 潘大明. 心电图学教学图谱. 杭州：浙江大学出版社，2008.

12. 陆再英、钟南山. 内科学. 第7版. 北京：人民卫生出版社，2008.

13. 陈文彬、潘祥林. 诊断学. 第7版. 北京：人民卫生出版社，2008.